轻食·悦体·减法生活

Jessica / Nicole 著

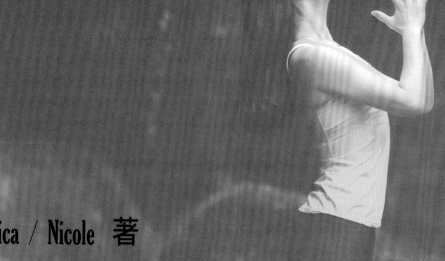

EAT CLEANER

LIVE SIMPLER

LOVE YOUR BODY

U0335679

電子工業出版社·
Publishing House of Electronics Industry
北京·BEIJING

推 荐 序

　　认识 Jessica 已经四年了。她是我的第一个健身教练。之前我与好多人一样，对健身有许多错误的认识。譬如，我从小就是个瘦子，认为瘦就不需要健身。其实，身材好代表的不仅仅是瘦，更需要的是线条的紧致与流畅。再比如，我以为健身的动作越复杂，难度越高，效果会越好，其实只要动作到位，简单基础的动作更能收到好的效果。

　　经常会有人问，你可不可以推荐几个健身动作。其实我是不怎么"情愿"去推荐的。因为即使是一个简单的动作，虽然按照照片示范动作去做，动作看似标准，但肌肉发力是否正确却完全不知道，而这却是健身动作最关键的所在，我担心初学者因此而养成错误的健身习惯。

　　又如，大家总认为我们模特是不需要吃饭的，认为健身就要严格控制饮食，甚至什么都控制，从而牺牲掉很多品尝美食的乐趣。曾经就有人问我："你爸妈是不是很难过很伤心呀？因为你都不能吃饭。"其实，正确的饮食方法，不仅能够让我们吃得有营养，还可以吃得爽。Jessica 是非常专业的教练，这本书是她十几年的经验总结，对有关健身的理念、基本方法和饮食要求都做了很好的讲解，是健身初学者的好指南。

　　Jessica 很敬业，我特别信赖她。我会为了上她的一节课，从北京东四环开车两小时到西四环。她对动作要领讲解非常细致，并且能够耐心回答我一大堆有关动作的提问，比如这个动作为什么是锻炼这个部位，比如为什么要注意这方面的细节，如果不注意会有什么风险，等等。在健身的过程中，我对她没有抵抗力，往往会在坚持不住的时候，耳边就响起"我们还有最后三个，再坚持五秒好不好？你已经很棒了……"这样温柔的要求，每每在这个时候你是完全没有办法拒绝的。因为你知道，这是为了自己而做，她是在与你一起完成一件使你变得更好的事情。

　　我一直觉得 Jessica 是一个正能量供给器。我平时工作很忙，去找她健身的次数实在不多，但是每一次都非常珍惜。因为与她一起健身不仅身体能够得到锻炼，心灵也能够得到放松。健身让我收获一位挚友，我们会一起去吃饭，一起买花，一起聊天，一起看电影，甚至一起旅游，因为和她在一起，总能感受到轻松愉悦和正能量。

　　自律得自由，习惯定人生。让我们从现在开始，人人自律，形成健身好习惯。

何穗（国际超模，维密超模）

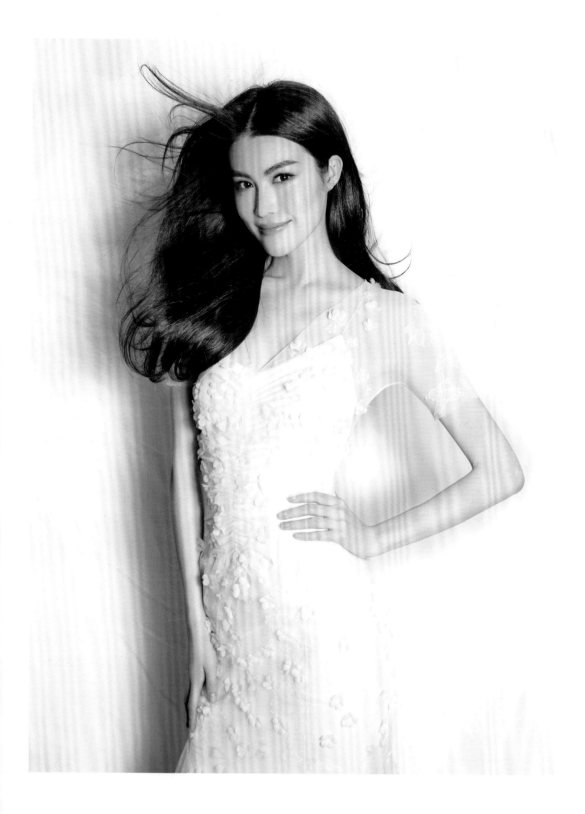

推　荐　序

　　我是演员热依扎，同时也是 Jessica 教练的学员。在与教练相识的三年多里，我也积攒了一些个人觉得不错的健身经验，如果你愿意花两分钟看看这些经验，也许能帮到你。

　　因为从事演员这个职业，几年前我就意识到了身材与状态对于自己所从事职业的重要性。但我不喜欢节食，也不想尝试利用一些医美的方式让自己看上去"永远年轻"，起码在我本就年轻的这个年纪还不想。所以，我最终选择的方式是自己和外人看来都很痛苦的一种，那就是健身。

　　说实话，做这个决定，我是鼓足了很大勇气的，因为我也很喜欢赖在沙发上，吃着薯片看美剧，虽然原本我看上去也并不胖。但在与 Jessica 教练接触后，我改变了很多之前对健身的刻板印象。

　　在与教练相识之前的几年里，我热衷于跑步和器械塑形，运动的确让我看上去更有活力、身材更好，但在没有专业指导的情况下，运动伤害也在所难免。久而久之，我的右膝盖外侧韧带拉伤、右脚外侧习惯性扭伤。突然有一天我觉得，"啊，为什么会这样？说好的健身使人快乐呢？"在结识 Jessica 之后，我真的想告诉你们，一个好的健身教练是多么的重要。

　　首先，我停止了跑步和器械运动，改成做垫上运动。在慢慢修复自己身体损伤的同时，也在用自身体重来达到健身效果。而这并不像我之前认为的成效缓慢，反而保证了燃脂塑身的需要，还把运动的伤害降到最低。教练教会我感受自己的身体，从而针对性地锻炼到自己想要锻炼的身体部位。而每次训练课前和课后，教练也会很详细地教我做肌肉拉伸，让我的肌肉线条看起来更加修长。这样的系统性训练，让我意识到了自己身体的不足。可以说她是在对我"对症下药"，慢慢地改变我的身材。

　　我的每次健身过程有一个半小时，现在的我平衡力越来越稳，气色也越来越好，走路更加轻盈，站姿更加挺拔，不久的将来，我还会用更正确的方式去跑步和使用器械。每一次健身结束，Jessica 都会在第二天或者下一次课耐心询问我训练完的身体感受，再根据我自身的状态量身定制我每个阶段要去锻炼的内容。现在的我，非常庆幸遇到了一位专业的教练，也很庆幸自己当初下定的决心。

　　我了解的 Jessica，是一个百分百投入健身事业的阳光女性，她会为了更好地丰富与提升自我，随身带着讲述运动医学的专业书籍，也会飞往世界各地去进修、交流与学习。她为我带来的不单单是身材上的改变，还有同为女性而具有的专业素养和不断进取的精神力量。

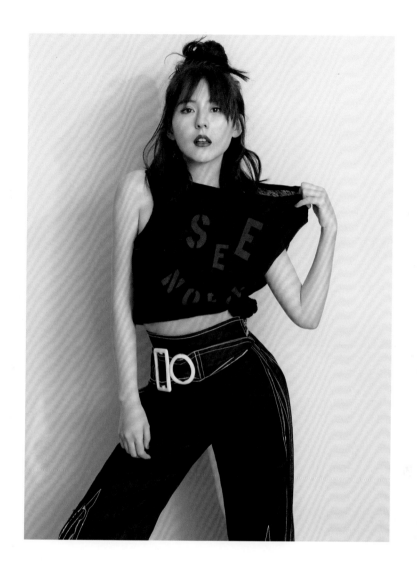

　　之前提到过，我不喜欢用节食的方法来达到瘦身的效果，虽然我只是单纯觉得饿着肚子实在难受，哈哈。事实上，真正健康有效的瘦身方式也不提倡节食，Jessica 就定制了一些符合中国人饮食方式又融合了西方健身理念的食谱，让我们在塑身的同时吃得习惯、瘦得健康。

　　健身的确能给人带来快乐，起码对我而言，每一次挥汗如雨的运动锻炼后，换来的都是嘴角上扬的轻松喜悦。看到自己身体变得紧实，睡眠质量变得更好，做事变得更积极放松，让我再一次肯定自己最初的那个决定，健身选择一个好的教练，是多么正确且重要的事情。

热依扎（影视剧演员）

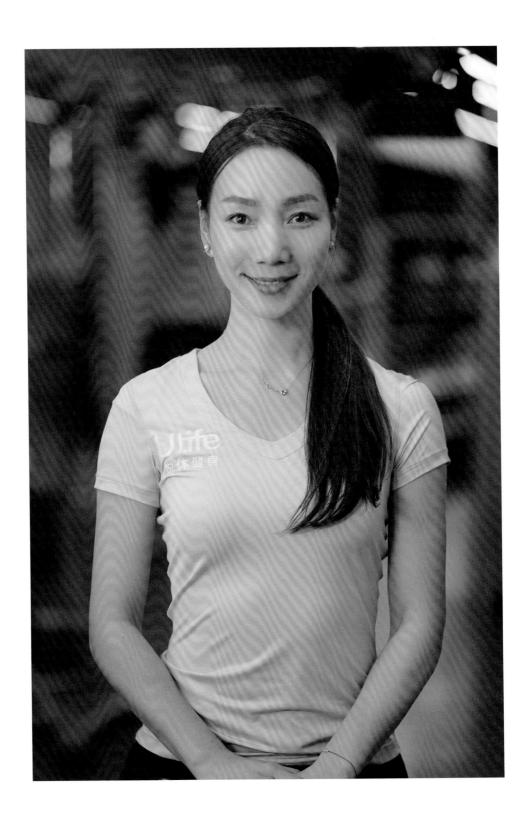

前　　言

这是一本经验书，写给爱美、爱生活，对自己有更高要求的你！

我把从事健身 14 年，授课超过 10 000 小时的经验与你分享，希望能够让你在追求美丽和健康的路上节省探索的时间，也希望你能遇见更好的自己。

7 天是非常好的一个循环，在为学员制订运动计划时，我们通常会用一周几次的标准来安排。7 天的作息循环往复，从上班到休息，每一天的状态都有规律可循。大家熟知的"21 天计划"，意思就是若我们一直坚持 21 天做一件事情，就有助于将这件事培养成自己的一个习惯。21 天由 3 个 7 天组成，因此管理好 7 天，就能管理好 21 天，也就可以让自己有一个很好的运动习惯和饮食习惯。本书根据一周 7 天内每天特定的生理状态和心理状态，安排相契合的运动计划和饮食方案，以此管理好每天的运动和饮食平衡，从而管理好工作和生活的平衡。

我和 Nicole 因为互相吸引而认识。在我的世界里只有运动和营养的结合，而有了 Nicole，就让运动和快手美食有了结合。Nicole 一直专注于如何做出各式营养美食，漂亮而易于上手的餐食是她的拿手好戏。对于现如今各式西式健康餐大热却有个中国胃的女生来说，可能更喜爱的是中国式的健康餐。Nicole 从热量摄入、如何更好保持身材又健康的角度来改良中式家常菜，同时推荐了她拿手的烘焙早餐，让我们能够经过小小的改变就轻松享"瘦"。

在"无纸化"和"电子阅读"大行其道的时代，相信很多人如我一样，依然钟情于纸质阅读，希望通过这本可以随身携带的书，分享我们一路走来的心得，分享我们的健身方法和营养知识。

带上这随身小卷，探寻曼妙生活的出口，邂逅美丽的人生，面对美好的自己。

目 录

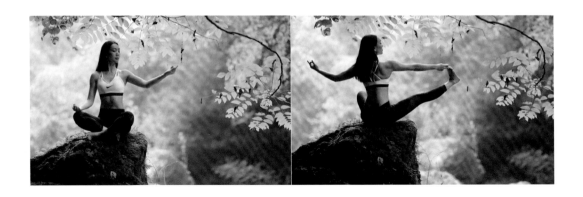

PART4

第四章

激发状态的周四
发现日

PART5

第五章

轻松活跃的周五
狂欢日

PART6

第六章

休闲快乐的周六
能量日

PART7

第七章

充满希望的周日
期待日

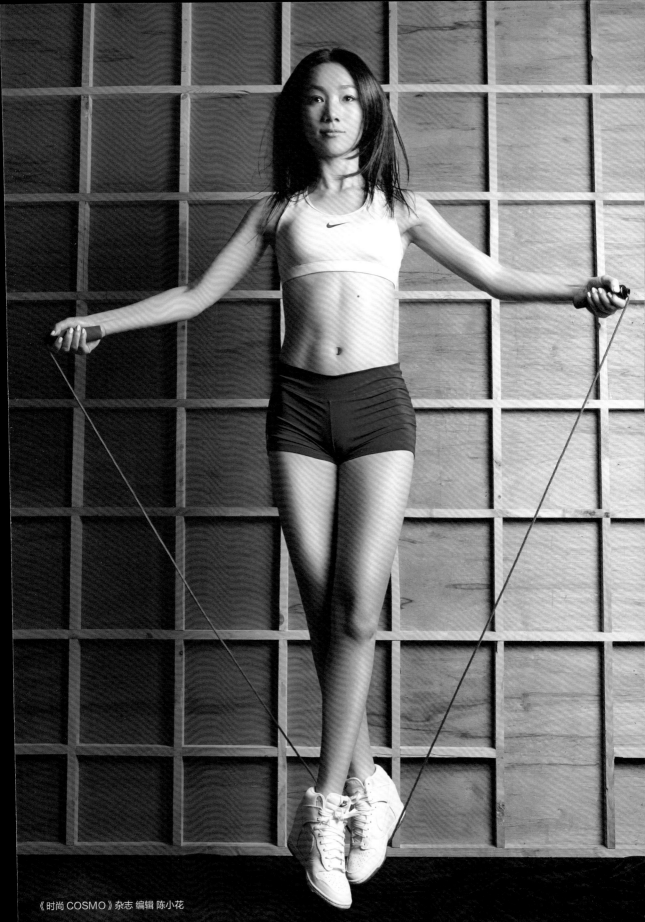

《时尚 COSMO》杂志 编辑 陈小花

PART1

第一章
活力四射的周一
萌芽日

周一通常会议多、工作多，容易造成压力大、感到焦虑，但因为周末休息了两天，周一应该是精力充沛的日子，属于萌芽日。

很多人会理所当然地认为，周一那么忙，是不是没有时间锻炼了，然而从健身房和瑜伽馆的出勤预约记录看得出来，周一是预约参加运动较多的一天。在两天的周末休息后，精力恢复不少，周一全天忙碌而富有激情，让更多的人想投入到运动中。不管你是已经形成了固有的运动习惯，还是刚刚有兴趣进行运动，周一都是约上同事、闺蜜一起开始运动的好时候。

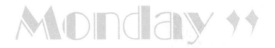

Monday

SECTION 1

第一节 运动主题
塑造优雅体态，对抗久坐不动

我们可以想象一个科幻电影场景：人类的脑部越来越发达，但功能却越来越低下，身体也越来越弱，最后只能用机器帮助我们生活，因为长期不运动而肥胖虚弱的身体只能坐在椅子上，通过屏幕和外界对话。这就是我们久坐不动可能会出现的样子，若看到这一幕，你还会一直这样"坐"下去吗？对于上班族来说，周一普遍比较忙碌，经常是从坐到工位上的那一刻开始就各种事情接踵而至，很难有时间站起来走走，但是久坐不动直接导致的后果就是体态不良，而体态不良会带来很多影响。

第一 / 影响美感

体态不良会影响身高的视觉效果，明明和别人一样高，可看起来就是不舒展、不挺拔；还会影响气质，再好的设计师设计出来的衣服，穿在身上都不起"范"，这真不是换衣服能解决的问题。

第二 / 引发疼痛

体态不良会使原来的身体力学结构发生变化，让原本不该发力的地方发力，而本来该起作用的肌肉却使不上力，这种现象被称为 "代偿"。身体代偿久了，会错误地认为，习惯的代偿模式是正确的姿势，从而造成假性平衡，出现腰部、颈部、下背疼痛的现象，进而导致更多疾病。

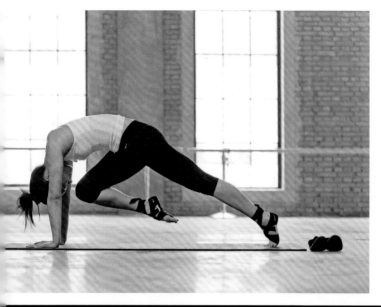
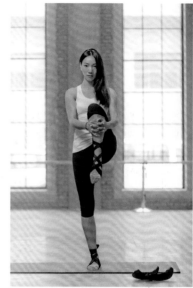

第三／练不到位

    体态不良会破坏运动基础，无法很好地募集肌肉做运动，简单来说就是身体做不到指哪儿打哪儿，而练不到位时，会用错误位置的肌肉发力，造成运动伤害。而且练出来的效果不够美，运动的能力和技术提高也比较慢。

    良好的体态是健康和美的基础，现在的"坐"式生活，让维持人直立和运动的肌肉逐渐退化。其实，肌肉的作用就是调动骨骼，帮助身体保持形态。"用进废退"的原则很适合肌肉，经常运动，肌肉被锻炼，会更有力，形态更紧实，神经对肌肉的募集能力就强。若总是不动，肌肉很少被用到，该有的功能就慢慢退化，没有足够的力量把骨骼摆在本来该处的位置，身体的平衡就会被破坏，导致体形变化。一开始，变化只是假象，稍加用力调整就能回到初始状态，这时只是肌肉弱而已，是一个通过运动能高效解决的阶段。若继续发展，骨骼关节长期处在一个位置，就会固化变形或压迫神经，这时想用运动来解决就很难了，只能让医生帮忙纠正。即使通过医生调整，在康复的过程中，也需要肌肉的运动训练才能恢复。而且，塑造一个优雅的体态，一点儿也不像我们想的那么难，只要避免保持单一姿势太长时间，每小时站起来走几分钟，在日常生活中经常活动，让耐力的肌群能有力量维持体态，便能大大减小患病的概率，也就能轻松拥有优雅的体态。所以在一切坏的事情没有发生之前，赶紧运动起来吧。

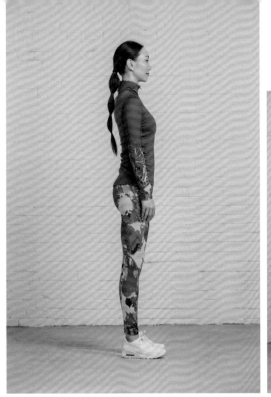
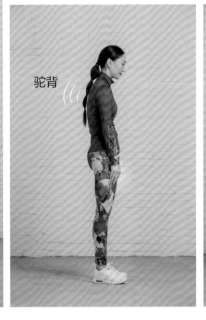

驼背

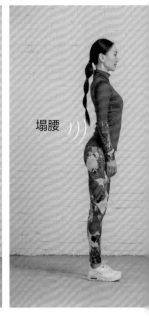

塌腰

1 标准姿势	2 含胸驼背	3 挺胸塌腰
4 头颈前引	5 端肩抠背	6 骨盆后倾

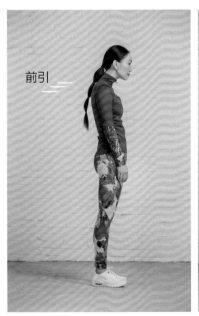

前引

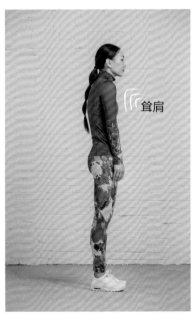

耸肩

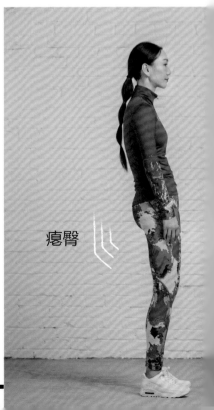

瘪臀

还记得小时候幼儿园的老师怎么教我们坐吗？一般都要求坐在小板凳上，挺胸直背抬头。但现在更流行的坐姿却是"北京瘫"。看来在保持好体态这件事上，也要不忘初心。那些现在仍然保持挺拔的坐姿、抬头挺胸收腹走路的人，其实，耐力的小肌群在做等长收缩，也就是在静力控制的过程中就维持了肌肉的锻炼。锻炼就是这么容易，在一举一动中保持好习惯，将运动融入日常生活中就可以了。习惯和细节决定成败，在运动的领域里同样适用。

如果你已经出现了不良体态（如上页图），那就需要立即改善。这里分享四组简单易操作的动作，可以在您身体感觉不适的时候练习，或当作日常锻炼每天练习一组，以此来帮助我们对抗久坐带来的隐患。对于经常运动的朋友来说，可以将其当作运动前的热身。在身体出现不良体态的初期，这组运动还可以帮助您快速调整回归，并且能减小体态不良带来的酸胀疼痛感。

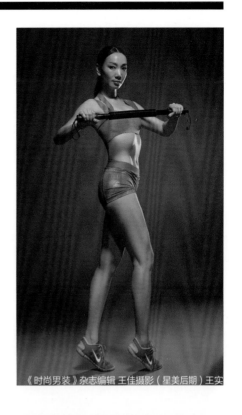
《时尚男装》杂志编辑 王佳摄影（星美后期）王实

不良体态的解决方案：

1. 伸展脊柱，打开胸腔；
2. 伸展胸肌，活动肩关节；
3. 拉伸颈部斜方肌等肌群；
4. 提升背部耐力肌群力量。

Tips

最好在平展的地面上做运动，这样做的好处是：地板会限制身体的很多活动范围，让不想练习的部位可以放松，让想练习的部位能够精准发力，从而减少"互帮互助"、减少代偿。这是给身体做减法，给动作质量做加法，会加倍提高效果。

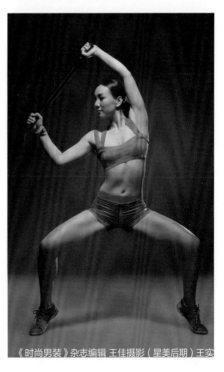
《时尚男装》杂志编辑 王佳摄影（星美后期）王实

锻炼方式一
胸椎伸展（猫牛式）
（Cat-cow）

猫牛式是一个极其简单的动作，但却是一个对脊柱非常有益的练习，能帮助脊柱回到正常的生理弯曲状态。双手、双腿的支撑可以帮助身体稳定，吸气时抬头挺胸，吐气时收腹拱背，注意全程都要把腹部微微回收。每个人根据自己脊柱的灵活度而给予适度的力量，这个动作可以保持完美的"s"形脊背，还可以在脊柱出现不健康状态，例如下背疼痛时，帮助缓解疼痛。这个动作能很好地检测脊柱的健康度，并能使脊柱恢复到健康状态。

$\frac{1}{2}$

拓展 / 知识

一般，新生儿刚出生时，脊柱像一个"C"形，这个脊柱的生理弯曲是脊柱的最初阶段，叫一级生理弯曲。随着宝宝不断地成长，学会抬头后，形成了颈曲，之后学会站立后会形成腰曲，后来形成的这两个生理弯曲叫二级生理弯曲，也就是我们常说的"S"形。

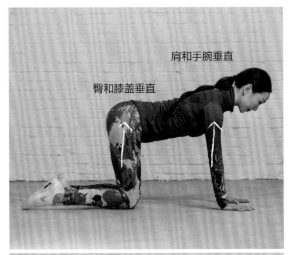

肩和手腕垂直
臀和膝盖垂直

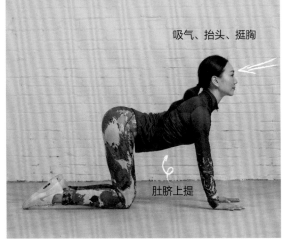

吸气、抬头、挺胸
肚脐上提

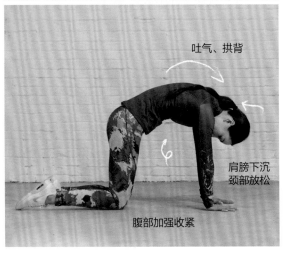

吐气、拱背
肩膀下沉
颈部放松
腹部加强收紧

锻炼方式二
仰卧胸椎旋转（肩扫）
（Shoulder Twist）

做这个动作时，侧卧，骨盆、双腿和靠近地面的肩部纹丝不动，吸气时拉直脊柱，吐气时上侧手臂经过头顶画半圆指向后方，这时后侧肩膀不需要贴近地面，下侧腰部保持悬空，确定腹部始终微收、肋骨内收即可。这个动作能极好地伸展紧张的胸肌，打开肩膀，旋转胸椎，是针对久坐不动的人而设计的高效的伸展动作。

Tips

打开手向后时，骨盆和双腿仍尽量维持不动才会更多地调动胸椎旋转，初入门的朋友可以在双膝之间夹个毛巾或书本，这样可帮助骨盆稳定。

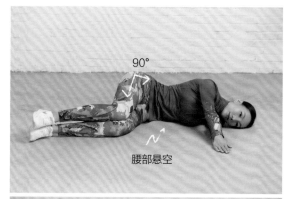

90°

腰部悬空

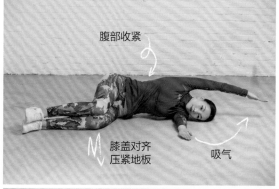

腹部收紧

膝盖对齐
压紧地板

吸气

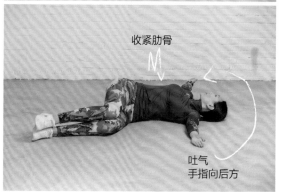

收紧肋骨

吐气
手指向后方

1
2
3

锻炼方式三
背部多角度训练（ATWY）

　　背部伸展对于经常伏案工作或体态已出现含胸驼背现象的人来说非常有必要。停顿和保持本身就是一个很好的锻炼。

　　吸气时微抬上背，吐气时收腹，肚脐上提，头和脊柱向前，肩膀和脚掌向后，肋骨、骨盆和脚掌稳定在地面上，微抬视线向前看。

　　背部多角度训练（ATW）的动作可以从"A"开始练习，用肩胛回收的力量带动手臂向上，手臂顺势抬高，后伸加强。做"T"时，手臂微低于肩膀。做"W"时，手掌上提，肘部下压。ATW从不同的角度训练上背中间的部位，是一种既简单又有效果的改善背部力量并调整体态的好方法。每组做8~12次，在最高点时停留，到肌肉微酸时放下。

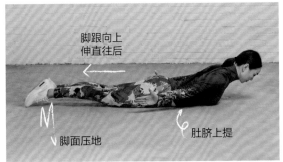

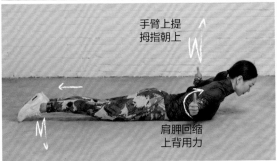

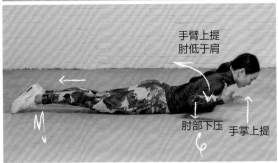

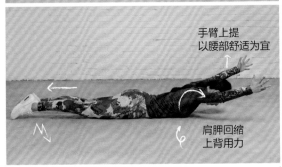

1

2

3

4

锻炼方式四
招财猫式（Shoulder Rotate）

这组动作可以帮助肩胛更好地稳定在背部，而且对改善含胸驼背、端肩扣背也有非常好的效果。动作很简单，每天最好坚持做三四组，每组做 8~12 次，依据自身情况，在感觉背部中间酸胀时就停下来休息。注意的要点是，在身体向前时，臀部后推，背部始终挺直，腹部始终微收，尤其是在提肘向上时，肋骨应往内收紧，以确保腰部核心稳定，这样背部能集中发力。在抬手时，会加强肩膀外旋，力量就来自后背中间的肌肉，手掌上提，肘部下来，肩膀下沉，能让我们在短时间内更好地找到训练的效果。

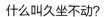

什么叫久坐不动？

久坐不动是指在连续 3 个月的时间内，没有进行每周 3 次、每次 30 分钟的中等强度运动。

给久坐不动人的运动建议：

1. 每周进行 150 分钟中低强度的训练或 75 分钟中高强度的训练；

2. 每天最少步行 6000 步，约 4.5 公里，大概是半小时；

3. 每小时站起来活动几分钟。

体态问题的万能解决方案：靠墙站立。每天靠墙站立累计 5~10 分钟，每次站到背部、腹部酸胀时休息即可。

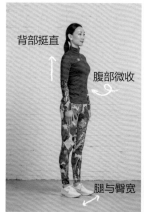

背部挺直
腹部微收
坐骨后推
腿与臀宽

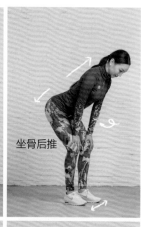

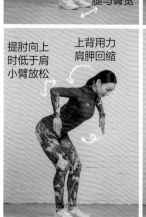

提肘向上时低于肩
小臂放松
上背用力
肩胛回缩

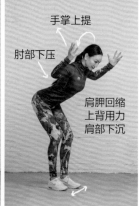

手掌上提
肘部下压
肩胛回缩
上背用力
肩部下沉

| 1 | 2 |
| 3 | 4 |

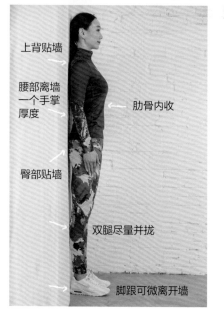

上背贴墙
腰部离墙一个手掌厚度
肋骨内收
臀部贴墙
双腿尽量并拢
脚跟可微离开墙

SECTION2

第二节 营养密码
哪些是健康好食物

运动健身中坚持的一个原则是"三分练七分吃"，"运动训练和营养补充"是一个打破再重构的过程，可以通过休息让身体修复成我们希望的样子。减肥塑形时若使用"只运动不吃"的方法，就像驾车一直驰骋却不加油一样，待耗干最后一滴油，那几经磨难的车只能搁在路上，没有能量，也无法恢复。也许会短暂地瘦下来，但却会导致体能下降、免疫力低下。"吃"作为人类最基本的生存技能，经不起挑战，只有把握运动和吃的规律，才能事半功倍，成为一个既漂亮又健康的人。

怎么选择食物

世界上所有的食物中，能够被人体消化吸收、维持人体健康的最主要的七大营养素是：蛋白质、脂肪、碳水化合物、维生素、矿物质、膳食纤维、水。产生能量的有三种宏量营养素：蛋白质、脂肪、碳

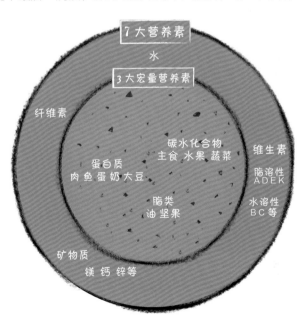

7大营养素
水
3大宏量营养素
纤维素
碳水化合物
主食 水果 蔬菜
维生素
蛋白质
肉鱼蛋奶大豆
脂溶性
ADEK
脂类
油坚果
水溶性
BC等
矿物质
镁 钙 锌等

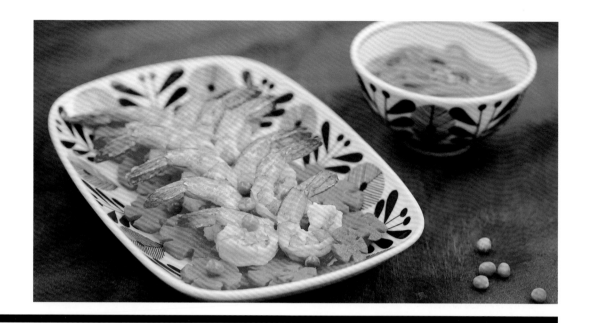

水化合物，它们是人体胖瘦的关键元素。在把食物最主要的三种供能营养素分清楚时，就能轻松地知道，自己吃到的美食到底属于哪一种，也就可以知道自己的饮食结构会怎样影响身材。

选择三大宏量营养素

蛋白质的作用 { 塑造 Build }

1. 蛋白质是建造和修复身体的重要原料，人体的发育以及受损细胞的修复和更新都离不开蛋白质。

2. 提供人体的生命活动能量。

碳水化合物的作用 { 燃料 Fuel }

1. 人类获取能量的最经济、最主要的来源。

2. 碳水化合物是构成机体组织的重要物质。

3. 还有节约蛋白质、抗生酮、解毒和增强肠道功能的作用。

脂肪的作用 { 保护 Protect }

1. 给人体供给热量。

2. 具有构成身体组织和生物活性物质的作用。

3. 具有保护内脏器官、滋润皮肤、防震的作用。

4. 具有溶解脂溶性维生素的作用。

除了这三种营养素外，其他四种营养素是矿物质、维生素、膳食纤维（这是三种微量营养素）和水。总之，如果在摄入食物时能保证宏量营养素的三个物质按一定比例摄入，在保证一天所需热量的同时，再保证摄入富含微量元素的食物，足量的水合作用，就是健康的饮食之道了。

吃不胖的好食物

在具体说什么是健康好食物前，首先应该了解最忌讳的是什么食物，即高热量、低营养的食物，也就是我们常说的垃圾食品。这类食物会让你身体获得很多热量，但却不是身体真正需要的。不新鲜的食材和不好的加工方法，并不会使身体获得有益的营养价值，只会给身体带来负担。如果只是为了一时的口腹之欲，获得一肚子的热量，然后代谢不掉天天"背"在身上，负担会很重。新鲜、时令的食材（提供能量的同时还富含微量元素）再配上简单的加工方法（减少烤炸等，选择炒焯蒸）就是健康的好食物。吃到健康的好食物不但能帮助我们保持好身材，人的精神活力状态也会直线上升。

减脂餐就是不吃脂肪吗

很多人在减脂期会谈脂色变，不吃含油、脂肪类的食物。真的是减脂就不能摄入脂肪吗？这样到底管不管用呢？照这样是不是所有食草动物应该都很瘦，可大象还是那么胖，其实三种宏量营养素之所以会产生热量，是因为食物进入消化系统后，通过消化吸收，被身体转化为可直接提供热量的糖原，而代谢不掉的就储存起来变成脂肪囤积在身体上了，也就是说即使不吃含脂肪的食物，但若摄入很多碳水化合物（米饭、面饼等），身体代谢不了，一样会囤积脂肪，从而导致肥胖。最重要也最应该注重的是食物的总量和食物的搭配。

传说中的只吃一种食物的瘦身法管用吗

既然摄入的热量总量合适就能瘦，为什么还要那么麻烦去进行各种饮食搭配呢？只吃一种食物不就好了吗？从短时间来说，这种方法确实也能达到瘦身的效果，例如之前美国非常流行的只吃含蛋白质、脂肪的食物，不吃含碳水化合物的食物的减肥方法，虽然同样能达到效果，但长期观察下来，发现对身体状况的负面影响很大，会引起"三高"等健康疾病。因此，还是要合理搭配，多方摄入各种营养素。三种供能物质有各自的作用和提供热量的速度，如果了解这些，就可以巧妙地瘦下来。

总结一下，在挑选食物时，减少食物添加剂，尽量选择天然调味料和天然食材，再遵守搭配原则，就可以成为吃不胖的小超人了。

对于忙碌的上班族来说，最好保持一日三餐的好习惯，当然如果时间和精力允许的话，可以在上午茶和下午茶时加餐，把一天的总量分到更多的餐时来摄入，这样即使吃很多也吃不胖。

对女性来说，每天以卡路里为单位来计算热量是一件费心的事情，下面每一章的一日三餐中都会列出以体重 50kg 女性为例一天需要摄入的食物总量，可以参照这个食谱来摄取美食，这样既能保持身材，又能摄入均衡的营养。

接下来推荐分份的食物摄入法。通过前期简单的计算和适应之后，对自己不同状态下应该摄入的食物量可以通过眼睛来识别。女生通常不喜欢计算热量，加之食物标签上或餐厅很少有标注，所以我更喜欢抛开繁琐的计算方法，用眼睛预估热量。刚开始时，会有大约一周的适应期，当我们搞定经常吃的一些常规食物的份数之后，就会得心应手，慢慢甄别哪些是我们更应该选择的。本书最重要的就是希望用更简洁的方法帮助大家养成好的饮食习惯。首先，让我们根据自己的状况和目标，看看每天需要摄入的份数吧。

第一步：选择自己每公斤体重需要摄入的蛋白质的量

蛋白质配比表

基本代谢	几乎没有运动	轻度运动	有运动的习惯	大量和规律运动
0.8g/kg	0.9~1.2g/kg	1.2~1.4g/kg	1.4~1.8g/kg	1.8~2.5g/kg

（IOM 食物与能量委员会，2005 年）Wendy Bazilian, DrPH, MA, RD 2017 年

例如：体重为 50kg 的女性，有轻度运动，则她一天内蛋白质的摄入量应为

50 kgX(1.2~1.4g/kg/ 天)=60g~70g/ 天

注：1. 不建议超过 2.0g/kg/ 天，否则对身体负担过大；

2. 推荐初次选择时从区域中间值开始，接下来的事例从最低值开始；

3. 体重过大、体脂过高的人，用人体成分分析仪器（InBody）测量完成后，可以用瘦体重计算。

第二步：根据自己的运动习惯来对应热量摄入搭配比

热量摄入比 （把人体一天需要摄入的热量等分为 10 份）

	碳水化合物	蛋白质	脂肪	比例
优质的运动习惯	4	3	3	4:3:3
有运动健身习惯	5	3	2	5:3:2

参考：美国医学研究所（IOM）2005 年膳食营养素参考摄入量（DRI）推荐人们从碳水化合物中获取 45%~65% 的热量，10%~35% 的热量来自于蛋白质，20%~35% 的热量来自于脂肪（IOM 食物与能量委员会，2005 年）

第三步：算算自己热量来源的纯重量

食物纯重量计算（例如：50kg×1.2g/kg/天=60g/天）

	碳水化合物	蛋白质	脂肪
纯重量	100g	60g	17.8g
热量	400kcal	240kcal(60X4kcal)	160kcal
热量比	5	3	2

1kcal=4.186J
1g 蛋白质提供 4kcal 热量
1g 碳水化合物提供 4kcal 热量
1g 脂肪提供 9kcal 热量
1g 酒精提供 7kcal 热量

Tips

蛋白质占全天饮食的 30%，在饮食法里算极高的蛋白质摄入法，如果搭配足量的优质碳水化合物，对于希望降低体脂、保持瘦体重的女生来说是很好的选择。注意，蛋白质的来源可以参考优质蛋白，更多是从食物中摄取的。含有优质蛋白的食物有鲜活的野生鱼、有机牛肉、优质的酸奶和鸡蛋、全谷物等。

第四步：认识一下纯重量的食物

分份参考（1 份量的纯重量对应的参考食物）

1 份碳水化合物	1 份蛋白质	1 份脂肪
9g	7g	1.5g
36g 熟米饭	25g 牛肉	3 粒杏仁

份数＝纯重量÷1 份的重量
碳水化合物：100g/份÷9g ≈ 11 份
蛋白质：60g/份÷7g ≈ 9 份
脂肪：17.8g/份÷1.5g ≈ 12 份

这一公式假设每块蛋白质里含 1.5g 脂肪，这样每块食物中就含有 3g 脂肪。参考：The Corssfit Traning Guide

Tips

因为食物不是单一的，因此实际热量会比现在的总热量高。以上计算方法中的热量总和中，不包含食物中其他成分的热量。

第五步：按照自己的饮食开始搭配

分份参考（1份量的纯重量对应的参考食物）

蛋白质（熟）		碳水化合物				脂肪	
食物量	份数	食物量	份数	食物量	份数	食物量	份数
牛肉 手掌心大小1cm厚	4份[①]	全麦方块面包切薄片	1份	蘑菇类3把	1份	牛油果中等大小	3份
羊肉 手掌心大小1cm厚	4份	拳头大小杂粮（熟）	4份	胡萝卜中等大小1根	1份	蔬菜油／芝麻油／橄榄油／花生油1茶匙	3份
猪肉 手掌心大小1cm厚	4份	中等大小土豆	1份	青豆／豌豆3-4把	1份	大豆油脂1茶匙	3份
鸡胸肉 手掌心大小1cm厚	4份	面粉1.5茶匙	1份	白果5-7颗	1份	杏仁3颗	1份
鳕鱼／鲷鱼／三文鱼 全手掌大小1cm厚	4份	大玉米1根	2份	秋葵3把	1份	腰果3颗	1份
虾仁中等大小3-4个	1份	大橙子	2份	芦笋中等大小4-6根	1份	花生6颗	1份
硬豆腐 手掌心大小2cm厚	4份[①]	苹果中等大小1个	2份	黄瓜手掌大小2根	1份	黑芝麻／白芝麻1茶匙	1份
软豆腐 手掌心大小2.5cm厚	4份[①]	桃子中等大小1个	1份	西蓝花中等大小1/2颗	1份		
全鸡蛋大的1个	1份	草莓中等大小6个	1份	大彩椒2个	1份		
鸡蛋清大的2个	1份	香蕉2/3	1份	圣女果3把	1份		
芝士／乳酪1块(硬质等同于肉类，软质等同于豆腐）	1份	樱桃中等大小7个	1份	芹菜2大颗	1份		
酸奶125ml 低脂 半杯	1份[②]	猕猴桃中等大小1个	1份	时令蔬菜3把	1份		
牛奶250ml 脱脂／豆奶250ml 1杯	1份[②]	橘子中等大小1个	1份				

推荐 APP 软件：食物库。　　　　　　参考：The Corssfit Traning Guide；部分数据来源：李欣普拉提

备注：①足以提供一顿的蛋白质摄入量　②另含1份碳水化合物。

第六步：进餐时间和分餐建议

蛋白质配比表

	时间	碳水化合物份数	蛋白质份数	脂肪份数
食物总份数		11 份	9 份	12 份
	9:00 之前	3	2	3
加餐				
中餐	11:30~13:30	4	3	5
加餐		3	2	2
晚餐	尽量在 19:00 前	2	2	2
加餐				

备注：根据自己的作息来安排餐食，以上是作者进餐时间和分餐建议，例如：如果起床晚，早餐尽可能在起床后一个小时内开始进行。供参考。

如果你愿意，可以经常根据自己的情况实时进行变化调整。一套饮食计划保持一周之后，就可以调换。这个饮食结构适用于希望降低体脂率而尽可能保持瘦体重的人，如果搭配运动，紧实有型的身材就离你不远了。

接下来开启用视觉甄别食物热量的旅程吧！练就一看就知道怎么吃的方法。以有一定运动习惯的体重为 50kg 的女生为例，书中每章都给出了一天的食物筐，选择随手可得的常见食物，用手绘呈现每天摄入的食物总量，供大家参考。

其实，要想保持好身材，不但可以吃，还可以吃得丰富。再次强调，要想保持好身材、好状态，不能不吃，聪明的我们要知道如何好好吃，配合下面的餐谱，你也可以做健康美厨娘。

Tips

50kg 女生的参考食物量同样适用于男性，可根据体重的增加来增加食物的份数。对于体重过重的肥胖人群（体重指数 BMI 大于等于 $30kg/m^2$），建议了解身体成分后，按瘦体重来做体重标准。当体重变化或运动情况变化时再及时调整。

那些我要说的话

营养学从发展到现在有许多有争议的地方，很多营养学观点一直在建立、被推翻，这是营养学研究本身难以攻克的难题。这是因为：

1. 没有办法进行严格的临床实验，没有办法让固定的人一直固定吃一样的东西；

2. 营养学的很多数据没有办法在实验室获得，而在日常生活中的检测又不可避免会被干扰；

3. 食物对每个个体产生的影响具有不确定性，等等。——摘自《环球科学》

因此，在有科学依据的条件下，可根据自己身体的反应和习惯来适当调整。这里更多的是通过方法帮助大家形成对热量摄入方面的认识。本书推荐的方法和关注点是在尽可能平衡膳食的情况下，帮助大家了解自己摄入食物的热量，以此来改变习惯，保持健康好身材。

关于本书推荐的所有食物计算和推荐食谱，适用人群为 18~60 周岁身体健康的成年人，如有特别情况，如疾病、孕期等，请遵医嘱。

Tips

营养学研究表明，人体内蛋白质的摄入量不是越多越好，而每一顿饭人体能吸收的蛋白质的量也比较有限。推荐一顿饭摄入 25~30g 蛋白质为宜，超量后是无法吸收的。研究表明，过量摄入蛋白质会引起钙质流失，同时还会增加身体内产生的热量，多余的热量会转化为脂肪囤积，找到合适的摄入量，让食物发挥最大的功效，这也是营养学的智慧。

SECTION3

第三节
一日三餐营养搭配

蛋白质（9份）	碳水化合物（11份）	优质脂肪（12份）
牛肉手掌心大小1cm厚（4份）	全麦面包2片（2份）	中等大小的牛油果1个（2份）
虾仁中等大小12个（3份）	拳头大小的杂粮1份（3-4份）	山茶油2茶匙（6份）
鸡蛋1个（1份）	荞麦面1撮（1份）	橄榄油1/2茶匙（2份）
脱脂或低脂牛奶250ml 1杯（1份）	草莓6个（1份）	杏仁6颗（2份）
	生菜1颗（半份）	
	中等大小的胡萝卜1根（1份）	
	西蓝花1/2颗（半份）	
	青豆1小把（半份）	

注：脱脂或低脂牛奶250ml中同时含有1份碳水化合物。

本书中用到的计量单位：1茶匙 = 5ml，1汤勺 = 15ml。

1茶匙的量大约为1/2个矿泉水瓶盖的量。这个量在炒菜时刚好粘满锅底，而且在倒立翻转锅的时候，油不会滴落。

Tips

除了常用的油盐酱醋外，调味料尽量用天然的，如柠檬、辣椒、姜、蒜、孜然、薄荷、咖喱等。

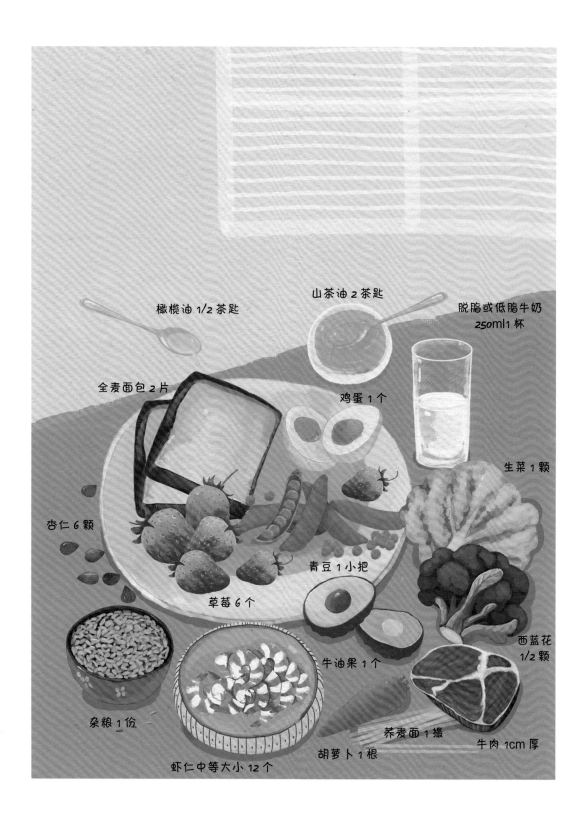

橄榄油 1/2 茶匙

山茶油 2 茶匙

脱脂或低脂牛奶
250ml1 杯

全麦面包 2 片

鸡蛋 1 个

生菜 1 颗

杏仁 6 颗

青豆 1 小把

草莓 6 个

西蓝花
1/2 颗

牛油果 1 个

杂粮 1 份

荞麦面 1 撮

牛肉 1cm 厚

虾仁中等大小 12 个

胡萝卜 1 根

BREAKFAST

早餐

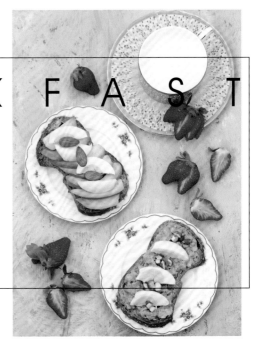

开放式三明治 } 全麦面包 2 片 + 牛油果 1 个 + 鸡蛋 1 个 + 杏仁 6 颗

脱脂或低脂牛奶 250ml

草莓 6 个

开放式三明治

材料

主料：全麦面包 2 片。

配料：牛油果 1 个、鸡蛋 1 个、杏仁 6 颗。

调料：盐 1/2 茶匙、黑胡椒粉 1/4 茶匙。

准备：鸡蛋煮熟、剥皮，切碎 3 颗杏仁。

做法

1. 煮熟的鸡蛋纵向切开，取半个牛油果横向切片一部分，另外一部分牛油果碾成泥，加入盐和黑胡椒粉拌匀。

2. 取 1 片全麦面包，铺上切片的牛油果、一半鸡蛋和 3 颗杏仁；

3. 另取 1 片全麦面包，抹上拌好的牛油果泥，铺上另外半个鸡蛋和切碎的杏仁。

心得分享　1. 牛油果要选择熟透的，这样口感比较好。
2. 牛油果泥不需要特别细腻，留一点小颗粒更好吃。

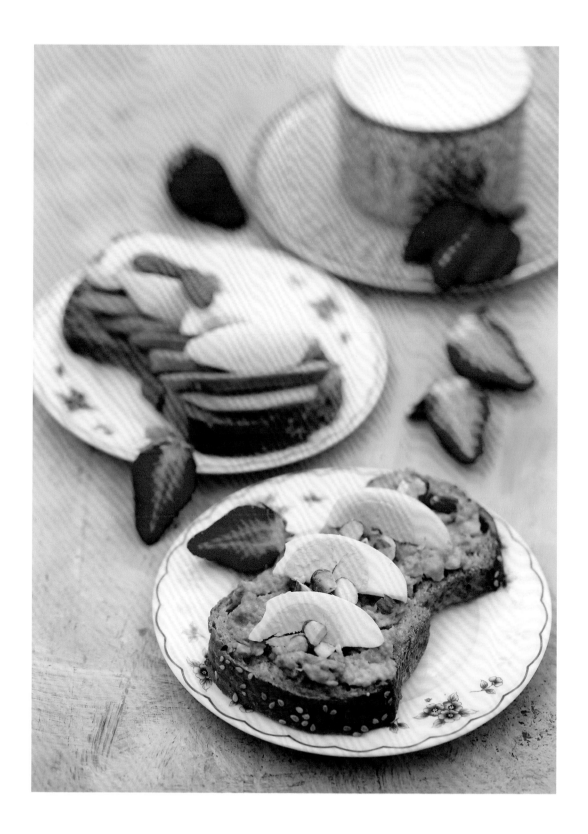

L U N C H

午餐

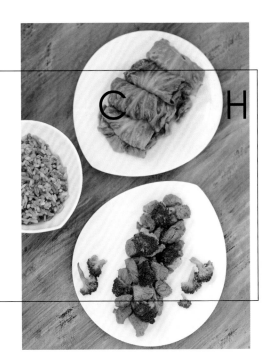

嫩炒牛肉丁配西蓝花
> 牛肉 1 份
> 西蓝花 1/2 颗
> 山茶油 1 茶匙

橄榄油生菜
> 生菜 1 颗
> 橄榄油 1/2 茶匙

杂粮饭 1 份

嫩炒牛肉丁配西蓝花

材料

主料：牛肉 1 份、西蓝花 1/2 颗。

配料：山茶油 1 茶匙、盐 1/2 茶匙、生抽 2 茶匙。

调料：盐 1/2 茶匙、黑胡椒粉 1/4 茶匙。

准备：牛肉切丁，西蓝花掰成小朵。

做法

1. 西蓝花洗净，用沸水焯烫后沥干水分。

2. 锅中加入山茶油，烧热后放入牛肉丁，翻炒至牛肉丁变色，放入西蓝花。

3. 加入盐和生抽，继续翻炒 2 分钟左右。

心得分享
1. 西蓝花焯烫后再炒，口感会更好。
2. 牛肉不要炒太久，会使肉质变老。

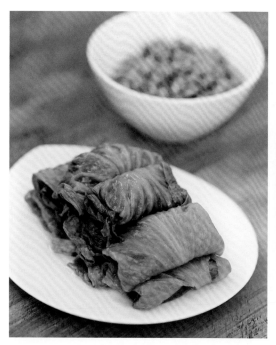
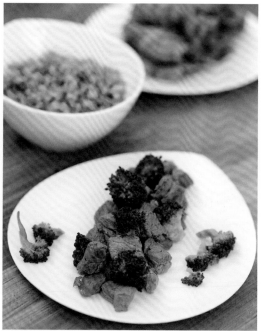

橄榄油生菜

材料

主料：生菜 1 颗。

配料：橄榄油 1/2 茶匙。

调料：盐 1/2 茶匙。

准备：生菜充分洗净、叶片分开。

做法

1. 锅中加入适量水，烧开，加入橄榄油和盐，搅匀。

2. 熄火，放入生菜叶，叶片稍稍烫软后取出。

3. 再将叶片卷起即可。

心得分享
1. 水中加入盐和油可以帮助生菜保持色泽。
2. 生菜不要烫太久，以免颜色变黄。

D I N N E R

晚餐

胡萝卜炒虾仁 〔 胡萝卜1根+鲜虾12个+青豆1小把+山茶油1茶匙

荞麦面条1份 〔 熟后1/2个拳头大小

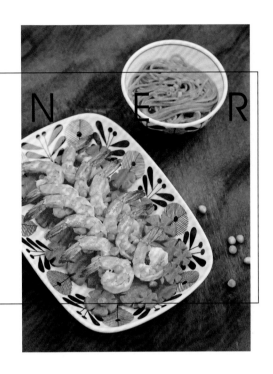

胡萝卜炒虾仁

材料

主料：鲜虾12个。

配料：胡萝卜1根、青豆1小把、山茶油1茶匙。

调料：盐1/2茶匙。

准备：鲜虾去头、去须、去壳、去虾线，胡萝卜去皮、切片、切花，青豆烫熟。

做法

1. 锅中加入山茶油，烧热后放入胡萝卜片。

2. 稍稍翻炒后放入鲜虾。

3. 翻炒至虾身变色且卷起，胡萝卜片变软，放入盐。

4. 最后放入青豆，炒匀。

心得分享
1. 最好使用鲜虾，这样不仅营养丰富而且口感好。
2. 虾不需要炒太久，炒至虾肉变色，虾身弯曲就可以了。

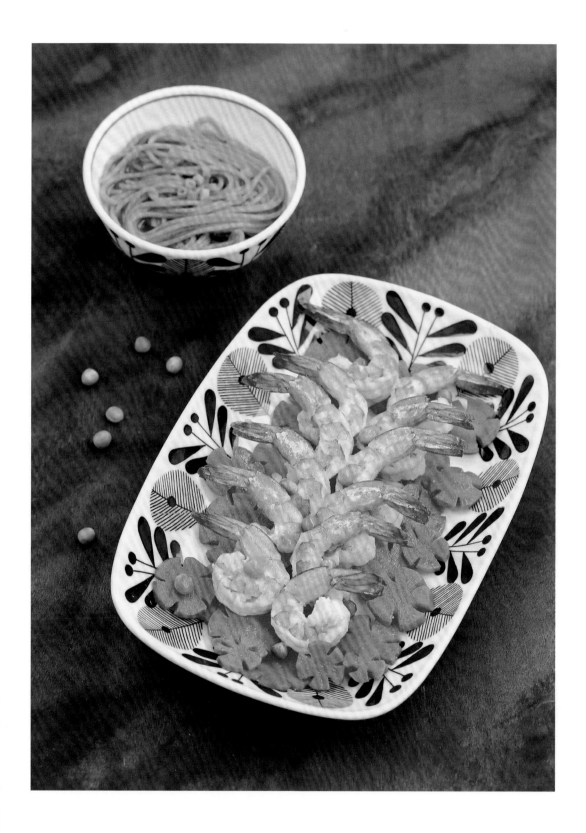

SECTION4

第四节 心灵分享

事情不到最后一刻，不要放弃

所有解决问题的方法其实早就存在了，而是否决定实施才是最重要的一步。

做运动越久，越觉得运动健身和其他事情一样：改变思维方式是第一步。尤其是在做到极致时，道理都是相通的。打开心来观察自己，了解自己的内心，每天去吸收新的知识，尝试新的事物，变化才是永恒的不变，而很多改变来自内心。18岁成人时的礼物，让我从外界打破自己的内心，那么简单直接，却又受益终生。

离18岁生日的前两个月零五天，在这一刻我收获了成人礼最好的礼物：挫折和意外。

黄昏的阳光照在深红色的油漆铁门上，折射在屋内的木头课桌上，光滑油亮，对面的报考员那浅浅的微笑就像通往金色大道的通行证，当她把准考证给我的一瞬间，仿佛自己已经一脚跨进大学的门槛，而其实刚才那一刻只是完成了惊心动魄的高考特长报考。也就在这一刻，让原本紧张的高考，变成了一场幸运的意外惊喜。

你一定也有过这样的经历，越是重要的事情，在关键的时刻，越是会发生点什么，不然就没有传奇色彩。我就是在刚才那一刻的前几个小时发现自己没有带身份证，无法报名，然后苦练多年的体育特长连考试的机会都没有，一路陪同的教练急坏了。因为平时和颜悦色的老师急得都扯嗓子喊了，我才莫名有些焦急。打电话给家人，没有人能够及时送达，联系学校也没有解决的办法，时间好像在那个时刻凝固了，无助感席卷全身，然而也在那一刻我真正认识了自己。多年以

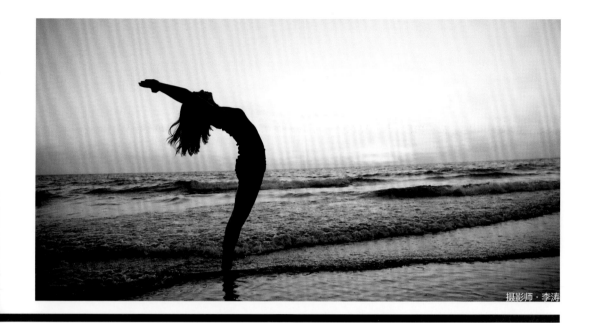

后每每遇到困难和无助，都会闪现出那天的小宇宙能量：只要自己不放弃就还有希望。还记得那个过程，什么声音也听不见，脑子里没有任何阻碍，只有解决的方法和要完成的决心。先去报考的地方了解没有身份证怎样才能报名，然后毅然踏上只走过一遍的回学校的路线，开具证明。对，用最快的速度回去，因为要赶在下班前拿到，否则就不能报名了。为了这次考试，我已经准备了太久，它承托了家人、老师、教练的心愿和自己的前程，如果不能赶在下班前拿到准考证，谁也帮不了我。当我返回到报名处时，焦急的教练第一时间出现在我面前，你去哪里了，报名都结束了，我仍然没有减缓脚步，直奔报名处，于是我看到了开篇的景色，那个黄昏温暖的阳光，已经下班正在收拾桌面的报考员。

后来我分毫不差地考上了大学，一分不多，一分不少。

戏剧性的故事每天在身边发生，在18岁，在找到身份证明的一瞬间，我完成了自己的成年礼。

也许生活中的认识事情都是如此，唯有一心一意向前，才能对得起自己的内心，即使会面临挑战和挫折，那也是生活美好的礼物。

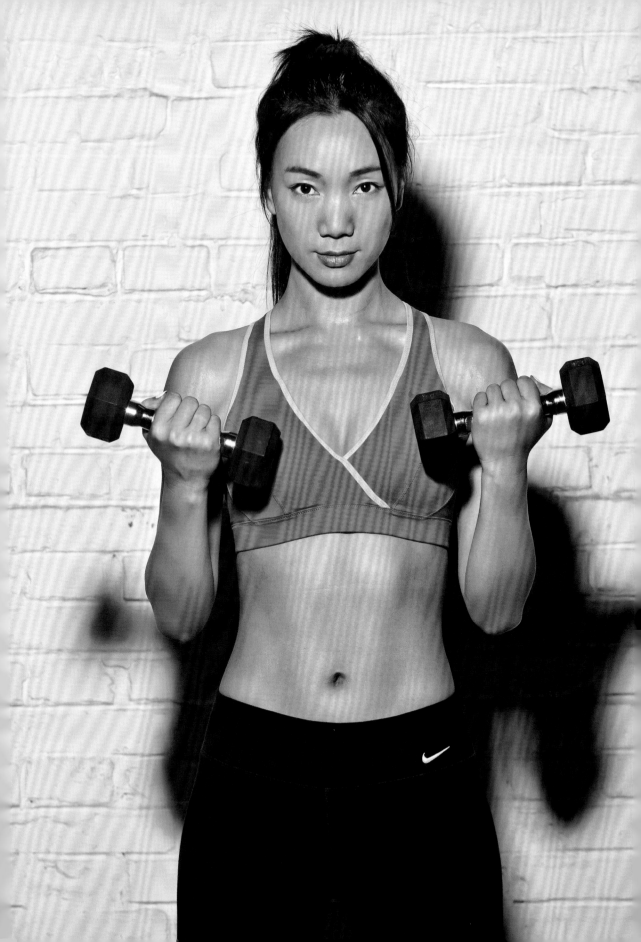

PART2

第二章
打破常规的周二
向阳日

开始运动并且调整饮食后，多多少少有点不太习惯，毕竟打破原来的舒适区不容易，而打破后再去适应环境更是不易，但一定要放下执念，塑造新的自我，就像小叶芽的光合作用，把阳光雨露拥入怀中，就会有更多成长的机会。愿你在蜕变的孤寂里，一路向阳，茁壮成长！

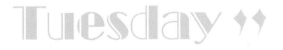

Tuesday

SECTION 1

第一节 运动主题

极速燃脂，加强心肺训练

运动训练大致分为两个类型：抗阻力训练和心肺训练。体态调整是功能性的抗阻力训练，可以解决身体的灵活性和稳定性方面的问题，而要解决久坐不动，除了最简单的体态调整外，还要加强心肺训练。对于久坐不动的人来说，最简单的心肺训练就是站起来、走起来、跑起来。如果想更有趣一些，可以配合音乐动起来，这样节奏感和趣味性会强一些。

心肺训练对于提高整体的健康状态十分有益，这种训练既简单又复杂。中国古训中有一句很好的关于心肺训练的谚语，"每天走一走，活到九十九"。这个建议其实就是最简单、最基础的心肺训练原则。说得专业和复杂一点，就是"三三三原则"，即每周最少做 3 次 30 分钟以上的连续运动，一周总量 3 个小时，持续 3 个月以上。这样在改善整体健康状态的同时，还可以提高身体运动的表现。

到底什么是心肺训练呢？任何一种需要大量肌肉参与，规律性进行，持续时间超过数分钟（根据每个人的身体情况不同，持续的时长也不同，但基本是 2 分钟以上）的活动均可被称为心肺运动。不同的训练形式和强度对心肺的训练效果不一样，因此可以将其分成不同的阶段，每个人根据自身情况，选择适合自己的阶段。

通常，心肺训练分为四个阶段：第一阶段是基础的有氧训练；第二阶段是提高有氧效率的训练；第三阶段是无氧耐力的训练；第四阶段是无氧爆发力的训练。

注：出处为 ACE IFT 模式中的心肺训练方法。

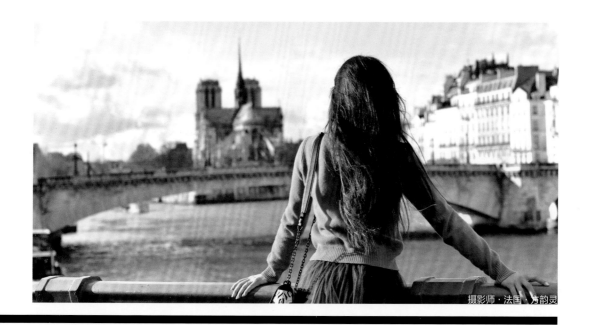

摄影师·法国·方韵灵

　　如果不能清楚地区分这四个阶段，没有关系，可以从熟悉的运动来了解一下。对于久坐不动的人来说，走路、连续活动、跳舞等都是很好的运动选择，也是第一阶段的有氧基础训练。以中低强度为主，若能连续且强度没有变化地活动 20~30 分钟都不觉疲惫，那就可以进入第二阶段，这时候跑起来，心肺已做好准备，身体也比较舒适，可以尝试更多的变化和挑战，试着去做不同强度的运动。例如，变速跑、快走慢跑结合、慢跑快跑结合、运用健身房的椭圆机或登山机等。这时如果连续训练 30~60 分钟身体还没有疲惫感，可以尝试高强度的训练，就是常听到的 HIIT、HVIT、TABATA 等非常流行的心肺训练，健身房的有氧课程大多是在训练这个阶段。如果想要提高耐力成绩，可以进行长距离跑，或每周进行超过 7 个小时的心肺训练，这时可以达到第三阶段的心肺耐力训练。而第四阶段的无氧爆发力训练是耐力和速度要求极高的竞技运动或竞技运动员需要的。

　　对于大部分人来说，训练主要是有氧的基础训练和有氧的效率训练。对于久坐不动的人来说，若一开始就要跑起来，或者直接做 HIIT 或 TABATA，心脏会承受不了。而且，或许体验一次就再也不想运动了。这其实并不是运动本身的问题，只是太着急了，没有选择好适合自己的运动形式和强度。这时候就要做做减法运动，先从最基础的做起，回到最初的站起来、走起来、跑起来，然后才能跳起来。

那怎么看自己是不是在有氧的状态下做运动的呢？有氧气参与的心肺训练，脂肪会作为供能物质在转化为身体直接可用的物质时，需要吸收氧气，排出二氧化碳。随着运动量增加，脂肪代谢加速，排出的二氧化碳变多。如果感到喘气，无法很好地吸入氧气，则被认为已进入无氧训练阶段。这里有一个很简单的谈话测试，可以观察自己是不是在有氧区间。如果能轻松说话，那强度较低，是在有氧范围内的。而高效燃脂的阶段是在能感觉到运动强度，在持续的训练中，还能够说出 10 个字的话，若再多就不那么轻松时，可以认为进入一个高效的有氧区间。如果连 10 个字都说不了甚至不能说话，那就可以界定为快要进入或已经进入无氧区间。

对于不常运动的人来说，有氧范围的减脂运动既安全又有效，是最佳的选择。而对于经常运动，在心肺训练的第二阶段有氧效率阶段的中高强度都表现很好的人来说，可以参考选用高强度间歇训练。原理是，在进行高强度的训练中，除了有部分有氧练习外，也会有无氧训练的部分，氧气不足时，身体用其他方式暂时不用氧气的供能过渡补给，形成氧债，休息时，一旦获得氧气，便会大量吸入，在运动后的很长时间内让身体处于有氧代谢的状态，也就是运动后的几个小时身体都在燃烧脂肪。它短时高效，可以花较少的时间达到提高身体运动的能力，并且能够保持瘦体重，减少脂肪。

对女性来说，无论胖瘦，心肺训练对提升整体健康状态都很适用。通过心肺训练能代谢多余的热量和脂肪，保持身材苗条，提升整个身体的活力状态。对这些了解后，就可以根据自己的身体情况挑选合适的运动形式。

人类生来就是要运动的。我们的祖先出行时都是简单的步行，为了狩猎和避险便开始奔跑跳跃等，而现在因为不用通过身体活动即可完成生存和工作，逐渐形成了久坐的生活习惯，造成身体活动非常少。现在就让我们找回身体本该有的运动节奏吧。刚开始以身体舒适为宜，哪怕只是简单活动 10 分钟，只要能开始就行，然后慢慢增加 10% 的训练时间，到连续活动 20~30 分钟中低强度的有氧练习，每周 3~5 次。如果身体没有其他伤痛，就可以试着跑起来了。

下面是推荐做的一些跑步前的动态热身组合，通过这些练习，可以使我们跑得更高效、更舒适。

跑步前的综合动态伸展运动（World's Greatest Stretch）

1. 吸气，双手从身体两侧升起。

2. 呼气，身体折叠，双手向前爬行。

3. 吸气，做稳定的直臂平板撑。

4. 呼气，一侧腿向前上步。

5. 吸气，与向前上步腿的同侧胳膊试着贴近地面。

6. 呼气，同一侧手臂打开指向天空。

7. 吸气，还原双手撑地。

8. 呼气，重心后移，臀部找后侧脚跟。

9. 吸气，双手撑地向前方继续爬行，换边完成所有的动作。

1	2	3
4	5	6
7	8	9

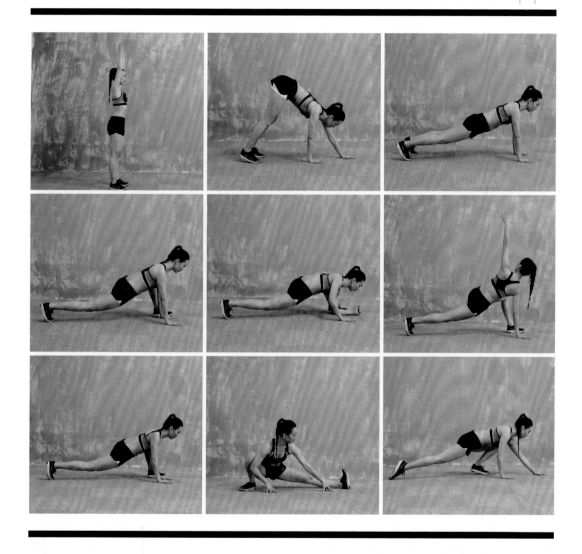

　　左右完成算一次，重复 1~3 组即可。通过这样的方式可以动态伸展大腿的前后内侧，激活核心，提高心肺的适应能力。当跑步结束后，我们仍可用这套动作，只是要延长停留时间，让每一个伸展动作停留 15 秒，甚至更久，这样能让身体拉伸放松。同时跑后还可结合周日的每日瑜伽，更深入进行伸展。

对于没有时间进行户外跑步的人，推荐做下面的动作组合运动。

1. 从身体大肌群的部位锻炼入手，锻炼心肺。

2. 用支撑的方式激活核心肌群，同时锻炼心肺。

3. 开始用跳跃的方式学习臀腿力量缓冲跳跃压力，锻炼心肺，为跑步和高强度训练做准备。

第一阶段 初级动作

前弓步踢腿
（Lunge and Kick）

弓箭步准备，吸气时下蹲加强，呼气时臀部发力，后脚掌蹬地，抬起大腿，小腿向前踢出。重复 10~15 次，然后换侧练习。

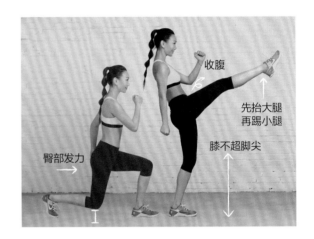

收腹

先抬大腿
再踢小腿

臀部发力

膝不超脚尖

侧弓步踢腿（Lunge and Round Kick）

开腿做深蹲准备，吸气时加强下蹲至大腿与地面平行，呼气时重心移动到支撑腿，站立起身，另一侧腿部抬起，像打鞭子一样鞭打出去，重复 10~15 次，然后换侧练习。

1 | 2 | 3

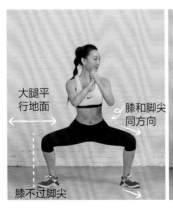

大腿平行地面

膝和脚尖同方向

膝不过脚尖

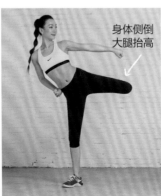

身体侧倒大腿抬高

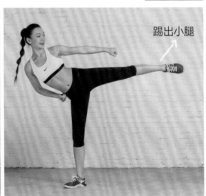

踢出小腿

后交叉步侧踹
（Backward Lunge and Side Kick）

保持背部挺直，双手握拳交叉，像做请安的动作似的。吸气时一侧腿后交叉下蹲，臀部找向脚跟方向，呼气时身体侧倒到伸直的支撑腿，抬起后侧腿部，折叠小腿，想象旁边有个沙袋，侧踹出去。重复 10~15 次，然后换侧练习。开始练习初期可以用侧倒一侧的手扶墙或桌面等帮助身体平稳，慢慢过渡。

1
—
2
—
3

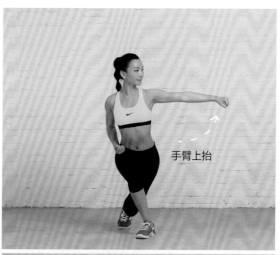

手臂上抬

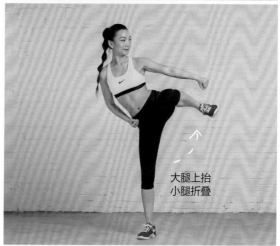

大腿上抬
小腿折叠

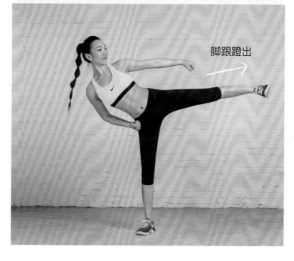

脚跟蹬出

Tips

臀腿是人体的大肌肉群，所有启动臀腿的运动都能够快速提升心率和强度，待到下肢稳定，开始核心肌群激活的有氧练习时，可以根据情况，适量地加入跳跃的动作。

第二阶段 中级动作

支撑登山跑（Mountain Climbing）

用标准的直臂平板撑做准备,保持呼吸畅通,按照舒适的节奏依次收回左右腿,像登山的姿势。待到适应,可以慢慢加快节奏。左右算一组,做 15~20 组,也可以按时间来做,连续做 45 秒即可。

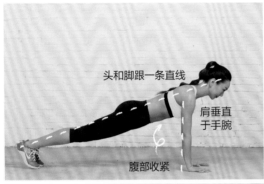

头和脚跟一条直线
肩垂直于手腕
腹部收紧

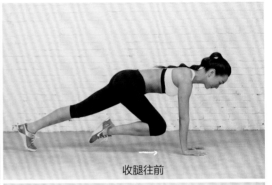

收腿往前

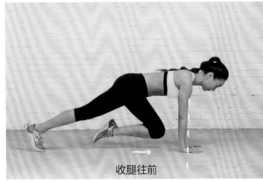

收腿往前

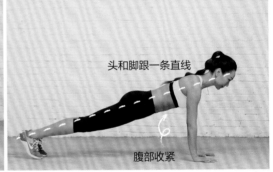

头和脚跟一条直线
腹部收紧

1	2
3	4

支撑开合跳（Plank Jumping Jack）

用标准的直臂平板撑做准备,保持呼吸畅通,依次跳开、合并双腿,节奏由慢到快,按自己可以接受的强度调整,重复 20~40 次,也可以按时间来做,连续做 45 秒即可。

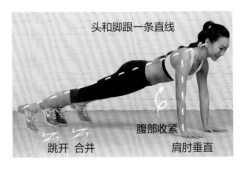

头和脚跟一条直线
腹部收紧
跳开 合并
肩肘垂直

支撑上步加跳跃（Plank and Jumping Lunge）

用标准的直臂平板撑做准备，吸气时不动，呼气时一侧腿上步至同侧手臂外侧，吸气时还原，再次呼气时，换另一侧上步，再次吸气时再次还原，呼气时双腿就像小青蛙一样，保持大腿不要低于地面平行线，脚跟离地，收腹跳跃，吸气，根据自己的情况选择走回或跳回平板直臂撑，重复6~8次。

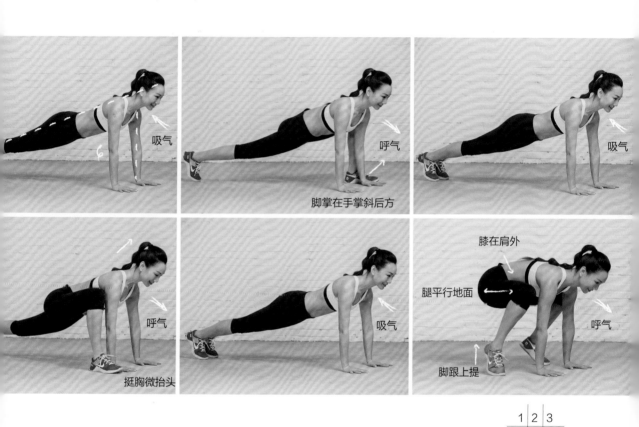

吸气

呼气　脚掌在手掌斜后方

吸气

呼气　挺胸微抬头

吸气

膝在肩外　腿平行地面　脚跟上提　呼气

1	2	3
4	5	6

Tips

经过臀腿训练和核心肌群稳定训练后，可以开始适量地加入跳跃动作，为更有力、更稳定地跑步做准备。

第三阶段 高级动作

搏击转身小跳步
（Jump and Rotate）

　　保持身体挺拔，从正面依次跳转到左侧和右侧，此过程持续45秒。落地时，注意屈膝缓冲。随着能力提升转换时加入蹲跳。

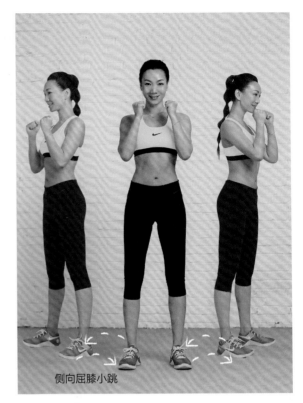

侧向屈膝小跳

开腿前蹲式跳跃
（Forward Jumping Squat）

　　站立做准备，吸气时不动，呼气时向前跳跃至开腿蹲，注意背部挺直，膝盖朝向脚尖方向，大腿下蹲到最大幅度，与地面平行。重复15~20次，或按时间来做，持续做45秒即可。

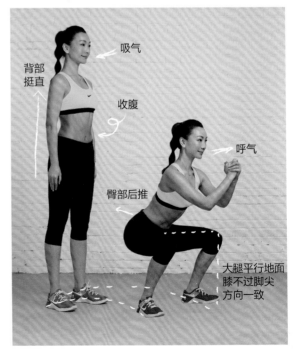

背部挺直

吸气

收腹

呼气

臀部后推

大腿平行地面
膝不过脚尖
方向一致

弓步蹲小跳（Forward and Backward Lunge Jump）

按标准的弓步蹲姿势做准备，吸气时准备，呼气时臀腿启动，向前小跳大约 10cm，再以相同的姿势落地。重复 15~20 次，或按时间来做，持续做 45 秒即可。

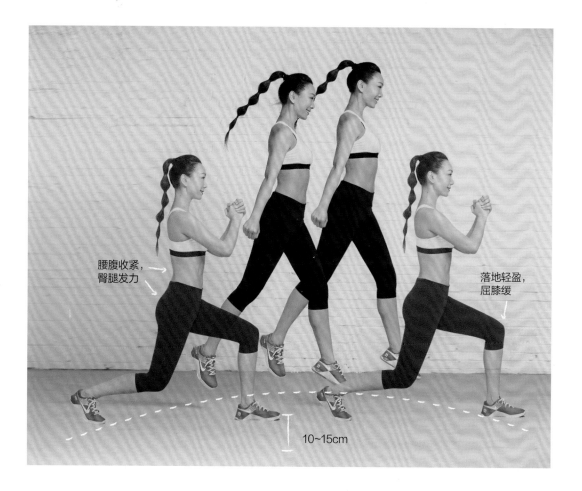

腰腹收紧，
臀腿发力

落地轻盈，
屈膝缓

10~15cm

Tips

对于新手来说，可以只做第一阶段，若完成后无不适，并且时间允许，可持续进行第二阶段和第三阶段，如觉得强度大，第一周只需重复第一阶段的动作，待完成时轻松无压力，便可进入第二周。

SECTION2

第二节 营养密码
减重和减脂的差别

在过去很长时间里，不少女孩时不时地就嚷嚷着要减重，但在运动后发现虽然体形变漂亮了，但是体重并没有下降，因此就放弃了，说运动没有用。在这件事情上，我们要调整一下衡量标准，要相信镜子，不要相信秤。其实，运动更多的是减脂，而不是减重。那减重和减脂到底是怎么一回事儿呢？

这时候就需要了解一下 BMI 体质指数了。BMI ＝ 体重 kg÷（身高 m × 身高 m）

不同的体重对应的正常值范围和标准值范围

分类	BMI 范围
偏瘦	≤ 18.4
正常	18.5~23.9
过重	24.0~27.9
肥胖	≥ 28.0

只要 BMI 在 18.5~23.9 的范围内，都属于正常体重。如果数值在这之上或之下，就是过重或过轻，那就要考虑调整目前的体重了。以 1.7m 身高的女性为例，健康体重是 53.5~69kg，也就是说，体重在这个范围内的女孩，其健康状态不会受到体重影响，只要根据自己的喜好和审美去权衡自己的体重即可。以我了解的亚洲女性，都习惯往"轻"的方向努力。但最近几年，更

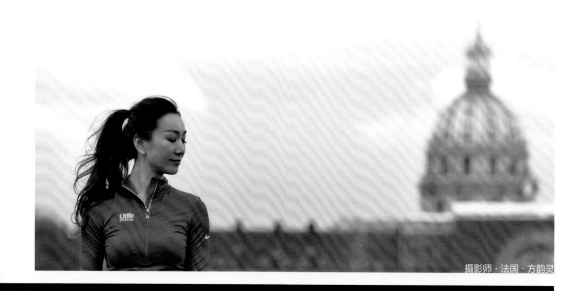

摄影师·法国·方韵灵

多的人喜欢紧实有型的身材，所以相比前些年，"体重"已经慢慢地被"体脂率"的概念替代。

　　为什么现在不再一味强调减重呢？因为如果减重时方法不当，比如极端少食，大量进行有氧消耗等，可能在减重的同时也减少了身体的瘦体重，而身体的瘦体重对维持好的健康状态、保持基础代谢尤其重要。我们经常说的"打造易瘦体质"，其中最重要的一点就是提高基础代谢率，而瘦体重中重要的肌肉含量就是维持瘦体重的重要环节。有人会问什么叫基础代谢。基础代谢就是一天躺着不动而维持身体的生命体征所需的能量。

　　在维持基础代谢的时候，肌肉起着至关重要的作用。如果你希望看起来更有型，从自身重量训练开始，建立好的动作模式，便可加入负荷训练，也就是大家说的"撸铁"，通过"打破再建立"配合休息和营养补充，重构你的身体。

Tips

经常说到的基础代谢率，其更准确的说法是"静息代谢"，指人体在尽可能安静状态下时所需的能量。

基础代谢率

简单来说，就是一整天躺着什么都不做，光身体运作便会消耗的热量。

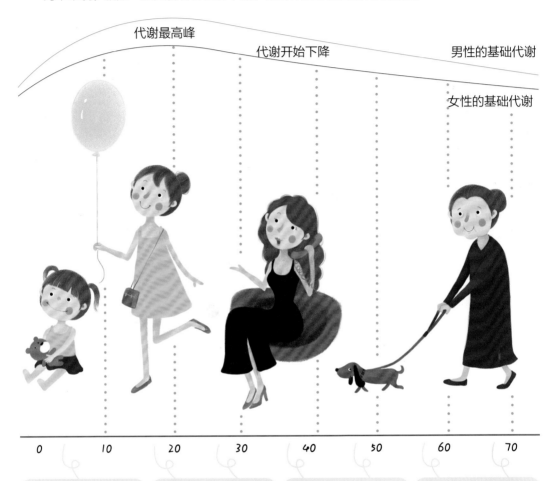

代谢最高峰　　代谢开始下降　　男性的基础代谢

女性的基础代谢

0　　10　　20　　30　　40　　50　　60　　70

幼儿时期代谢非常活跃，1~2岁的小朋友每公斤体重所需消耗的热量是成年人的2.5~3倍。

青春期仍然是基础代谢的活跃时期，这个时期的代谢比1~2岁时下降了将近一半，转为稳定。

中年期肌肉量和基础代谢下降，进入容易发胖的时期。

老年期肌肉量比青春时期下降了将近七成，进入基础代谢的最低时期。

　　小时候身体需要发育，需要很多能量，基础代谢又很高，所以妈妈老说，孩子在长身体，要多吃点（而有人就因为这个"多吃点"，吃到不健康的食物，导致童年、青少年时期肥胖）。很多女性也能感觉到，小时候怎么吃都不胖，但随着发育完成，基础代谢趋于稳定，随着年龄增长，如果中间没有很好的运动和合理的饮食，身体的肌肉就会越来越少，基础代谢越来越低，也就越来越容易长胖，体形随着地心引力的作用，也无法维持原来的挺拔有型的身材，这也就是教练苦口婆心地劝告大家要做运动，做适量的抗阻力运动保持瘦体重的原因。而那些通过极端方法，让瘦体重和体重一起消失的方法，其实是非常不可取的。

在健身运动中，很多资深达人的最大心愿就是瘦体重增加，体脂下降。如果是女性，最少也应该是让体脂下降的同时保持瘦体重，如果可以适当增加肌肉，而体脂下降到恰到好处，是健身人群一致的心愿。这才是理想的状态。体脂率就是脂肪占体重的比例，有很多方法可以测试，常见的是皮脂钳试，也可以用人体成分分析仪器等仪器测试，最简便的方法就是看图对比参考了。

男性的理想体脂率是 12%~15%，女性是 18%~22%。经常听到周围的朋友开玩笑说"我也有八块腹肌，就是被藏起来了"，其实藏起来的就是外在脂肪。所以练得很辛苦的女性，若想要线条，除了练出瘦体重，增加肌肉，还有就是降低体脂率。也有人会问，体脂率是不是越低越好呢？当然不是，女生体脂率低于 18%，并且越往下越有可能会使生理周期受到影响（但专业的健美运动员除外，他们的体脂率甚至会低至 10%~13%）。在了解了这些之后，再定目标，才会既健康又漂亮。

下面是一个一看就明了的体脂率对照画，看看你在哪个区间，一起朝既健康又漂亮的体型靠近吧！

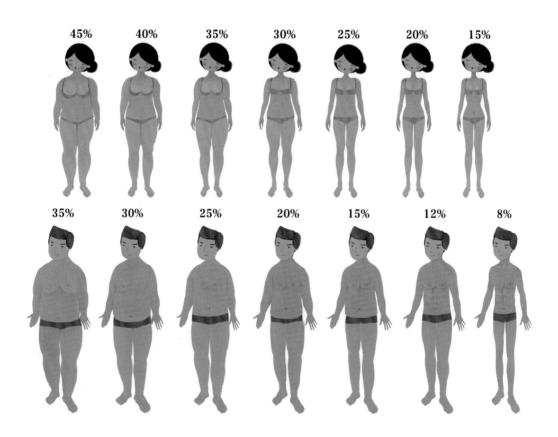

SECTION3
第三节
一日三餐营养搭配

蛋白质（9 份）

鸡蛋 2 个（2 份）

鳕鱼 2/3 全手掌大小 1cm 厚（3 份）

虾仁中等大小 12 个（3 份）

脱脂或低脂牛奶 250ml1 杯（1 份）

碳水化合物（11 份）

熟杂粮 2/3 个拳头大小（3 份）

中等大小玉米 1 根（2 份）

时令水果 1 个（1 份）

荷兰豆 1 把（1 份）

彩椒 2 个（1 份）

杂菇 1 把（半份）

青豆 1 把（半份）

白果 1 把（1 份）

优质脂肪（12 份）

亚麻籽油 1/2 茶匙（1 份）

山茶油 3 茶匙（10 份）

坚果少许（1 份）

注：脱脂或低脂牛奶 250ml 中同时含有 1 份碳水化合物。

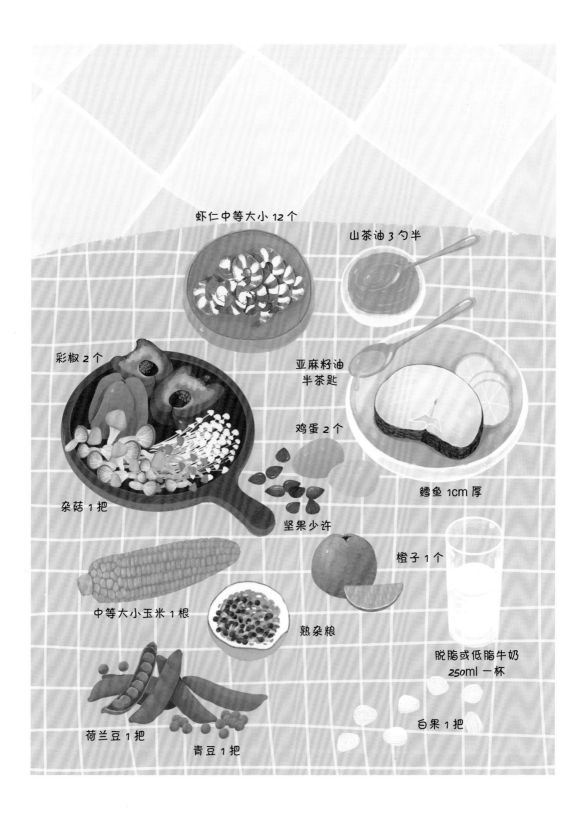

虾仁中等大小 12 个

山茶油 3 勺半

彩椒 2 个

亚麻籽油
半茶匙

鸡蛋 2 个

杂菇 1 把

坚果少许

鳕鱼 1cm 厚

橙子 1 个

中等大小玉米 1 根

熟杂粮

脱脂或低脂牛奶
250ml 一杯

荷兰豆 1 把

青豆 1 把

白果 1 把

BREAKFAST
早餐

玉米 1 根

虾仁杂菇蒸蛋羹 —— 鸡蛋 1 个 + 鲜虾 6 个 + 蟹味菇少许 + 亚麻籽油 1/2 茶匙

酸奶 1 杯

橙子 1 个

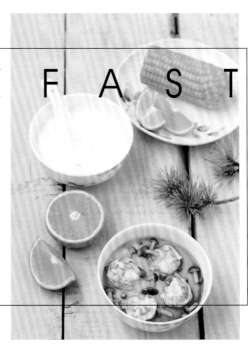

虾仁杂菇蒸蛋羹

材料

主料：鸡蛋 1 个、鲜虾 6 个。

配料：蟹味菇少许、小葱 1 截、亚麻籽油 1/2 茶匙。

调料：生抽 2 茶匙。

准备：鲜虾处理干净、烫熟，鸡蛋打散，蟹味菇剪去根部，小葱切葱花。

做法

1. 蛋液中加入等量的清水，打匀后过筛。

2. 在过筛后的蛋液中放入虾仁 2 个。

3. 锅中加适量水，烧开后，将蛋液放入碗中，蒸 4 分钟。

4. 此时蛋羹微微凝固，加入剩余的虾仁和蟹味菇，继续蒸 4 分钟左右。

5. 出锅后淋亚麻籽油和生抽，撒少许葱花。

心得分享
1. 蛋液中加入等量清水，可以使蛋羹更滑嫩。
2. 打匀后的蛋液过筛，可以使蛋羹更加细腻。
3. 装饰在表面的虾仁需要在蛋羹微微凝固后放入，否则容易沉下去。

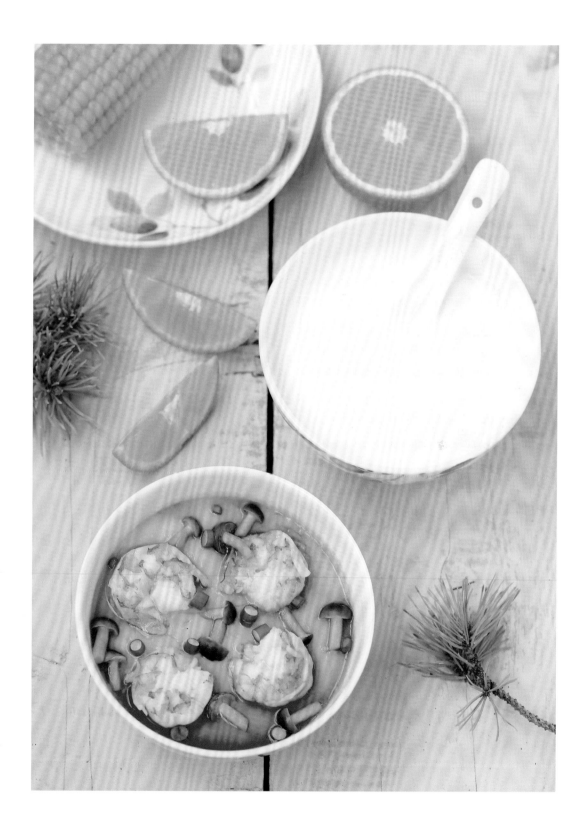

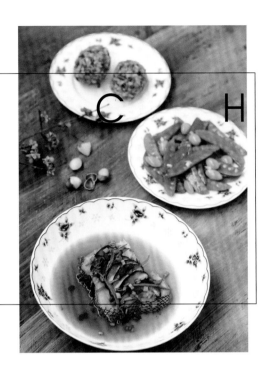

L U N C H

午餐

香菇蒸鳕鱼 ⎱ 鳕鱼1份 + 香菇2朵 + 荷兰豆3个 + 山茶油 1/2 茶匙

荷兰豆炒白果 ⎱ 荷兰豆1把 + 白果1把 + 山茶油1茶匙

杂粮饭团 ⎱ 2/3 个拳头大

香菇蒸鳕鱼

材料

主料：鳕鱼1份。

配料：香菇2朵、荷兰豆3个、姜1块、葱1截、山茶油1/2茶匙。

调料：蒸鱼豉油2茶匙、盐1/2茶匙、料酒2茶匙。

准备：香菇切片，荷兰豆切丝，姜去皮切片，葱切片。

做法

1. 鳕鱼抹上料酒和盐，表面装饰香菇片和荷兰豆丝，撒入姜片和葱片，淋上蒸鱼豉油。

2. 锅中加适量水，烧开后，将鳕鱼放入蒸笼，蒸15分钟左右。

3. 取出后去掉表面的姜片、葱片，淋上山茶油。

心得分享
1. 鳕鱼表面抹少许料酒，可以起到去腥的作用。
2. 葱、姜也用来去腥，待鱼蒸熟后可弃用。

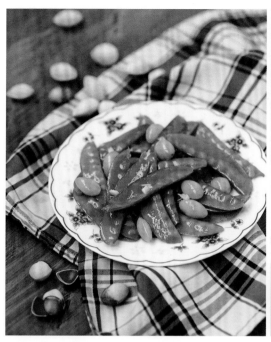
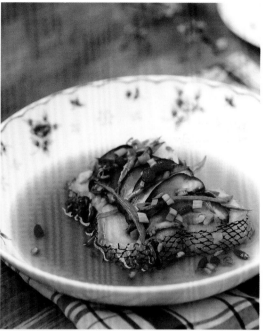

荷兰豆炒白果

材料

主料：荷兰豆1把、白果1把。

配料：蒜1瓣、山茶油1茶匙。

调料：盐1/2茶匙。

准备：荷兰豆用沸水焯，白果去壳、烫熟，蒜切末。

做法

1. 锅中加入适量山茶油，烧热后放入蒜末爆香。

2. 再放入荷兰豆，继续放入白果。

3. 加少许盐，翻炒均匀。

心得分享

1. 白果的橙色内膜不易剥，可以烫熟后再剥。

2. 白果一次不要多吃，以免引起身体不适。

DINNER

晚餐

彩椒炒虾仁 ｛ 红彩椒1个 + 黄彩椒 1个 + 鲜虾6个 + 山 茶油1茶匙

玉米青豆炒鸡蛋 ｛ 玉米粒1把(1/3根玉米) + 青豆1把 + 鸡蛋1个 + 山茶油1茶匙

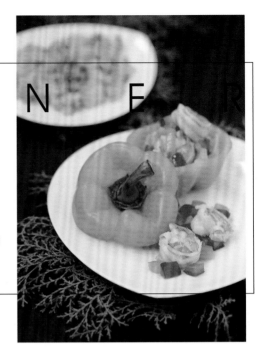

彩椒炒虾仁

材料

主料：鲜虾6个。

配料：红彩椒1个、黄彩椒1个、山茶油1 茶匙。

调料：盐1/2茶匙。

准备：鲜虾处理成干净的开背虾仁,红椒切丁, 黄椒取中间一段切丁,剩余的黄椒做 成菜椒碗。

做法

1. 锅中加适量山茶油,烧热后放入虾仁。

2. 炒至虾仁变色,放入彩椒丁。

3. 再加入少许盐,翻炒均匀,盛出放在 菜椒碗里。

心得分享 1.虾仁开背后更容易卷起，造型会比较漂亮。
2.也可以将做容器的黄椒一起切丁炒熟。

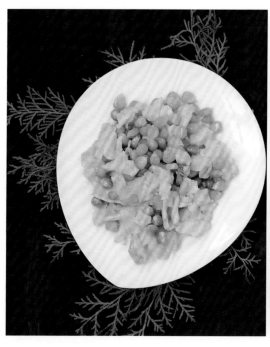
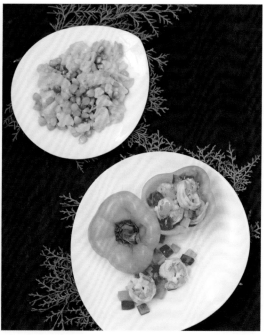

玉米青豆炒鸡蛋

材料

主料：鸡蛋1个、玉米粒1把（1/3根玉米）。

配料：青豆1把、山茶油1茶匙。

调料：盐1/2茶匙。

准备：鸡蛋搅打均匀。

做法

1. 玉米粒和青豆用沸水烫熟。

2. 锅中加适量山茶油，烧热后倒入蛋液。

3. 炒至蛋液凝固，用筷子划散。

4. 加入烫熟的玉米粒和青豆，再加入少许盐，炒匀。

心得分享

1. 玉米粒和青豆烫熟后再炒，可以缩短炒制的时间。
2. 玉米粒和青豆要在蛋液凝固后再放入。

SECTION4

第四节 心灵分享

保持好奇心，不断去尝试

　　因为 Nike 赞助和从事健身的原因，美国是必去的，因为那里有全世界比例最高的健身人群，有相对先进的设备、课程，有前沿的研究和观念。当时中国没有人做瑜伽墙的项目，我们费尽周折定制的瑜伽墙，一年多都没有开课。所以我只身来到美国西海岸，也就是遥远的文图拉。这个地方处于洛杉矶圣莫妮卡和圣巴巴拉之间，安静而休闲。

　　在这里我遇到了同是"瑜伽墙"学员的文溪。文溪出生于中国，在上海生活过，在台湾求学，在美国工作、结婚、生子，现在 70 多岁。这个年龄的女士，在大家的印象里都是奶奶级别的，然而文溪的谈吐和行为则更像一个邻家大姐姐。有一天迎面走来一个帅气的男人，文溪悄悄跟我说，"好帅气的人啊"。我格外惊讶，奶奶级别的人还保持着一颗少女心，这是一位 72 岁的美国"少女"。她对于来自中国的我格外照顾，加上语言相通，我们成了形影不离的朋友，无话不谈。

　　她后来告诉我，三年前，在一次交通意外事故中受过伤。当时，汽车在山间一处急转弯行驶时，和对面的车擦身而过，来不及反应的文溪，躲闪中滑出了车道，虽然没有生命危险，却落了常年下背疼的毛病。通过练习瑜伽后，她的身体逐渐恢复，于是成为瑜伽教练便成为她的心愿。整个学习期间，文溪都特别认真，每个动作都会一直追问细节，反复练习。

　　结束完培训，本来就打算在西海岸游玩的我，耐不住文溪盛情的邀请，到她家做客。初到她家，最打眼的便是瑜伽练习室，不大的空间里整齐地摆放着原木瑜伽器具，还有数不清的瑜伽书，

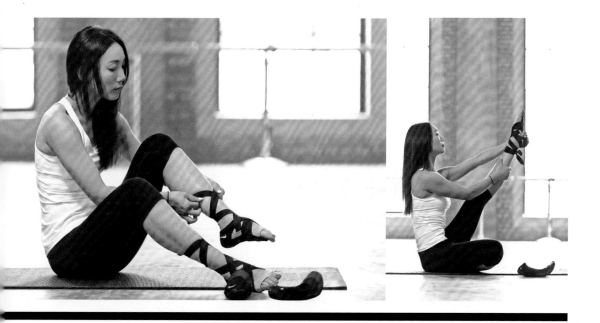

文溪如数家珍般地拿出来悉数与我分享。为了后天的一节瑜伽课，她一直在认真地写教案到凌晨，并且为了课程能流畅完成，第二天我们还驱车到另外的镇上试练上课。

对，她已经开始当瑜伽教练上课了，在72岁，身体受伤后的第三年，完成了自己的一个愿望。看着她那么专注，那么全身心投入，我顿生感悟：在漫长的人生之路上，我们会给自己很多目标，年轻、中年、老年，我们没有办法对抗自然规律，身体也会慢慢老去，然而更多的人在身体还没有老去的时候，心早已老去，就像身边经常有人问我，"我年龄大了能做瑜伽教练吗？""我身体不好能运动吗？"我想说，"你有什么不可以"。别用年龄来框定自己，别用假设的困难吓倒自己，只要你确定要去做，什么时候做都不晚。这些都是文溪教会我的，她也同样解开了萦绕在我心头多年的一件事：不要害怕变老。当年龄慢慢增长，经历慢慢丰富，拥有更多、创造更多的时候，岁月在我们脸上、身上会留下印记，有人因此而停止学习，停止好奇，停止了解变化的世界，停止满足自己的内心，这才是真正的老去，而文溪是一个榜样，保持着一颗少女心，享受生活，不断地去学习，不断地去探索。

其实，我们一生都拥有这样的自由，拥有这样的自由去好奇、学习、探索，只看你自己是否愿意给予自己！

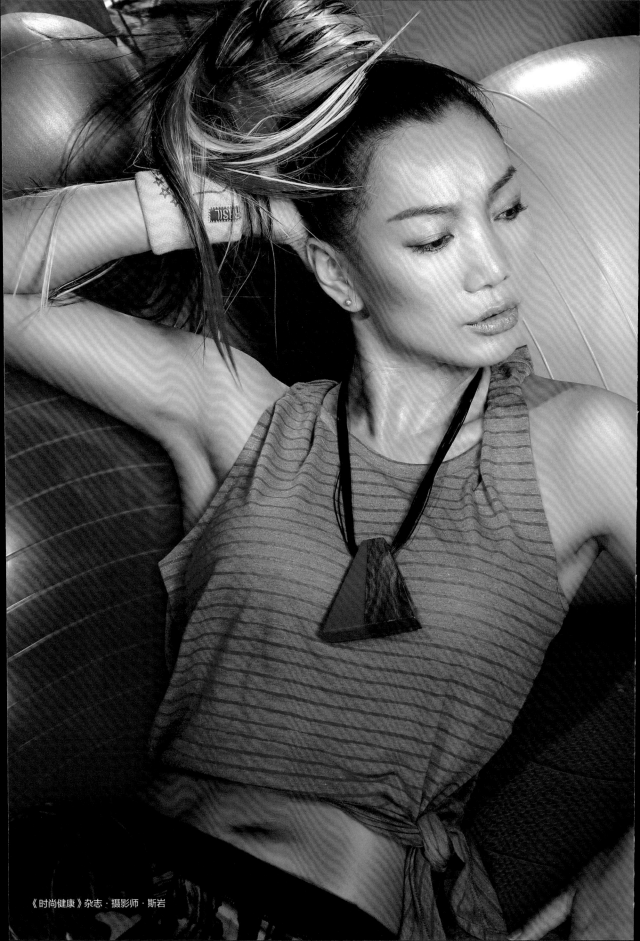

PART3

第三章
忙碌充实的周三
承接日

周三是工作日的第三天，承担了承上启下的作用，因此是承接日。在这一天，一周的时间过去了一半，但还有一半等待着你去渡过。如果你想放弃，那么回想一下最开始时的初心，找到那时的动力，那时定的方向和目标，坚持锻炼，不间断，困难和借口就会被坚定的你击倒，直到慢慢习惯去运动。而且这一天也最应该适当调整自己的心态。你是懊恼已经逝去的时光，还是欣喜即将到来的日子，或者正在享受当前？

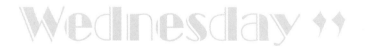

Wednesday

SECTION 1

第一节 运动主题
炫腹挑战

以前在欧洲的宫廷中，女性为了让腰肢纤细，便使用鱼骨做成的马甲包裹腰部，以此收束腹部。那个鱼骨马甲就是我们今天想要通过腹部锻炼而得到的天然"马甲线"。之所以被称为马甲线，是因为腹部没有赘肉，只有肌肉线条，而且肚脐两侧还出现两条直立的肌肉线，看起来很像马甲，因此得名"马甲线"，这也是平坦腹部的最高境界。

从古代的腰细如柳到现在玩的"A4"腰，都说明女性特别希望自己拥有一个紧实平坦的腹部，这也一直是美好身材的一个象征。但马甲线来之不易，因为它不但要有肌力训练，增加肌肉的紧实性，还要有一定的体脂率。**什么叫体脂率呢？体脂率是人体内脂肪的重量在人体总体重中所占的比例，又称为体脂百分比。一般情况下，男性的体脂率低于15% 可以看到腹肌线条，女性的体脂率在18%~22% 会出现马甲线。**

在练习腹部的初期，有人一心想要漂亮的马甲线，一天会做 100 个仰卧起坐，100 个举腿，最后非但腹肌线没有出来，

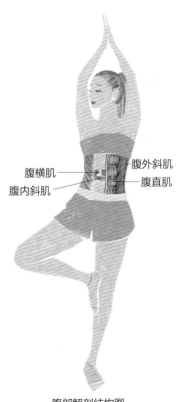

腹横肌　　　腹外斜肌
腹内斜肌　　　腹直肌

腹部解剖结构图

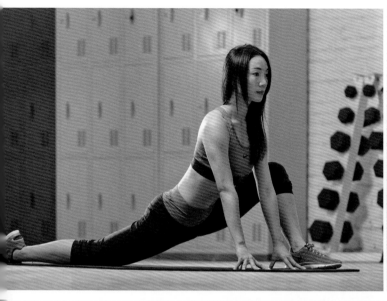
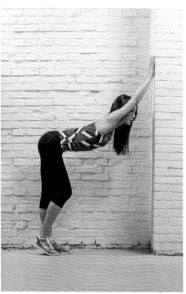

腰疼却提前到达。**进行腹肌练习时要先练内功，让腰部更重要的稳定功能得到发挥，使其能够承接上下肢体，保护腰椎，然后再练习外侧那些我们能够看得到线的肌群。否则，腹肌就没有发力感，锻炼时也炼不到精准的位置，容易出现腰酸背痛的问题。**到底怎么练才是练腹，而不是练坏腰椎呢？了解一下腹部的组成，就能清楚地知道，怎么才可以让练习变得既高效又安全。

腹肌由腹直肌、腹外斜肌、腹内斜肌、腹横肌四层和腹部肌筋膜包裹而成。

从腹部结构图可以分析出来，腹部用力时，会帮助身体向前做弯曲、旋转等动作，而更重要的功能是，深层的腹横肌可以维持腰椎的稳定，辅助腹腔形成腹部压力。也就是说，一个有力而深长的呼吸和腹肌力量息息相关。武侠小说里常常提到的气沉丹田的境界就是指，吐气时有力拔山兮气盖世的感觉。腹部是连接上下肢的关键部位，是全身力量的源泉，因此打造漂亮的腹部线条，需要以正确的步骤一步一步来。

第一步：找到腹肌发力的正确位置，学习腹肌发力模式。

在开始练时，要先找到腹部。虽然腹部时刻都在配合着呼吸运动，但是很多人在开始练习时，仍然找不到腹部发力的真正感觉。最简单的方法是把双手放在腹部，尝试咳嗽，当咳出气体，腹部回收的一瞬间，就是腹部发力的真正状态。记住腹肌收紧的这种感觉，把它带到之后的腹部训练中去。其实，传说中的笑到肚子疼是特别好的腹肌力量训练，尤其针对腹横肌，有很好的效果，如果今天没有时间练腹，可以大笑，第二天或许也能找到腹肌酸爽的感觉。

第二步：解决稳定的功能问题，让腹肌的深层肌肉足以稳定腰椎。

激活腹肌比较好的方式是创造出不平衡，让腹肌做稳定工作。人类在婴儿时期便一点点尝试学习，仰卧在床上挥舞手脚，试着翻身，就在那一瞬间，腹肌会有很好的发力感，就像下面介绍的"死虫式"一样简单易行。可以试着找到腹肌发力的方式后稳定腰部。

死虫式（Dead Bug）

平躺，双手伸直指向天空，腿弯曲成 90°，大腿与地面垂直，小腿与地板平行，然后移动对侧手脚，每次呼气时，加强收腹，想象身体是一个稳定的轴心盒子，而手脚通过移动制造不稳定的状态，腹肌通过呼吸更好地激活收缩，做静力的等长收缩，就像我们身体维持任何姿势时所需要的那样，但腹部能发挥出最佳的维持体态和姿势的作用，这就完成了腹肌功能性的作用，可以开始进入下一步练习。

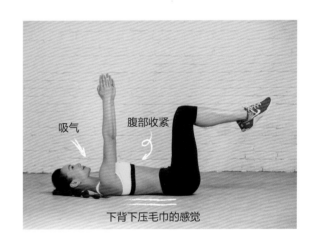

1
2 | 3

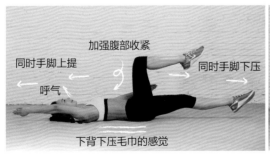

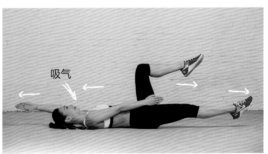

第三步：针对腹肌的结构特点从不同的角度训练腹肌。

　　腹肌帮助身体维持姿态时用的是耐力肌群，适合小重量多次数的训练方法。锻炼时从自身重量开始，从腹肌的运动轨迹出发，可以从上腹卷曲、下腹卷曲、上腹部旋转、下腹部旋转和不同方向及面向的平衡支撑类方式着手训练。

第一阶段　初级动作

仰卧卷腹（Crunch）

　　身体摆正，双手置于耳侧，轻轻拖住头部的重量，双腿弯曲并踩实地面。吸气时不动，呼气时腹肌收缩，让肋骨找向骨盆的方向，骨盆尽可能稳定不动。这个动作训练的是腹肌上侧。

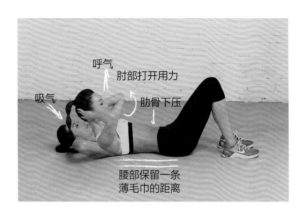

呼气
肘部打开用力
吸气
肋骨下压
腰部保留一条
薄毛巾的距离

仰卧抬腿（Leg Raise）

　　身体摆正，双手放在两侧，压伴地面，依次抬起左右腿屈膝，至膝盖垂直骨盆处即可。吸气时双腿微移动向地面的方向，吐气时回到原位。移动幅度以腹部能控制腰部一直保持同样的位置为准，一旦感觉腹肌无法控制，下背部离地超过一个手掌的厚度，便需要停下来。

$\frac{1}{2}$

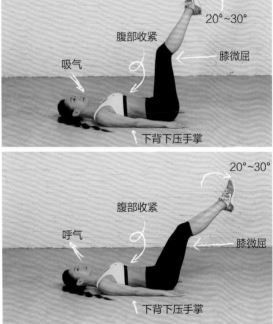

20°~30°
腹部收紧
吸气
膝微屈
下背下压手掌

20°~30°
腹部收紧
呼气
膝微屈
下背下压手掌

前移平板式（Child Pose and Forward）

　　屈膝，直臂撑地，双手置于肩膀正下方，就像人在挺直背部正常站立的姿势切换到倾倒的姿势时一样，头、臀、膝在一条直线上，让腹部发挥深层的稳定作用，从而得到锻炼。吸气时向后，臀部找脚跟，吐气时向前移动停顿，回到起始姿势，重复几次，慢慢延长在前侧停留的时间，以此逐渐增强腹部核心肌群的稳定力。

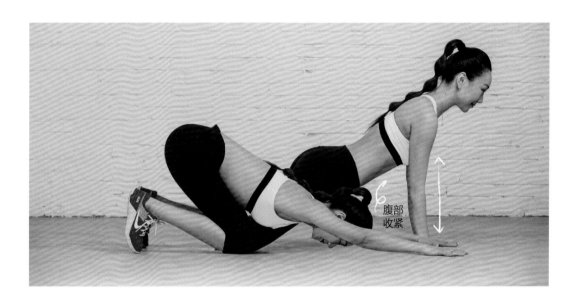

腹部
收紧

第二阶段　中级动作

船式旋转（Boat Pose abd Twist）

　　在整个过程中，尽可能维持下背部一直挺拔。坐骨坐稳地面，双脚踩住地面，吸气时手臂上举过头顶，拉直上半身，呼气时身体后靠，手掌下放至膝盖后方，身体旋转到一侧，手臂打开，眼睛看着手指方向。吸气时还原，换另外一侧。这个姿势是在保持腹部包括下背竖脊肌对腰椎的稳定之后做上半身的旋转，身体在后倾的姿势里，在维持身体稳定的时候，可以让腹部和下背部的耐力肌群积极地发挥作用，加上旋转，能更好地训练负责旋转的腹内外斜肌，对收紧整个腰部围度的效果比较明显。在练习的过程中，可以根据自己的能力来选择后倾的幅度，一旦感觉下背压力超过腹部的收缩感，就减小后倾的幅度。

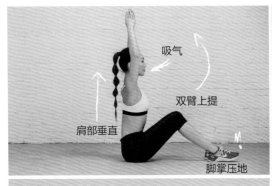
吸气
双臂上提
肩部垂直
脚掌压地

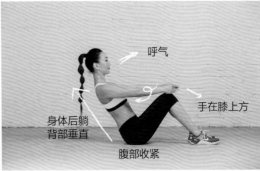
呼气
手在膝上方
身体后躺
背部垂直
腹部收紧

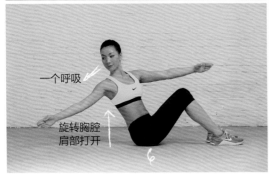
一个呼吸
旋转胸腔
肩部打开

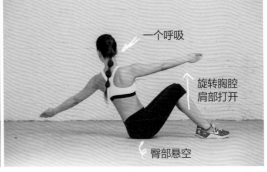
一个呼吸
旋转胸腔
肩部打开
臀部悬空

仰卧屈膝旋转（Bent Leg Side to Side）

　　仰卧，呼气时，双手手臂打开，和肩膀形成一条直线，掌心向上，抬起双腿，大腿与地面垂直，小腿与地面平行。吸气时，双腿膝盖靠拢对齐，也可以在双膝之间夹个毛巾，让发力更加精准，整个腿部一起向一侧的地面倾斜，未触碰地板，呼气时，用加强收腹的力量拉回腿部，回到原位。然后向对侧重复这个动作。整个过程中，肩膀尽可能压紧地面，力量要从腹部发出，而肋骨应一直回收，旋转主要发生在整个脊椎，而不仅仅是腰部。

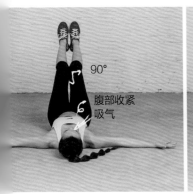
90°
腹部收紧
吸气

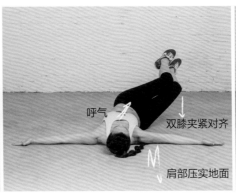
呼气
双膝夹紧对齐
肩部压实地面

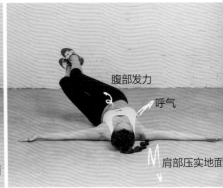
腹部发力
呼气
肩部压实地面

肘撑提膝（直臂或屈肘）（Plank Pose and Bent the Knees）

　　这个动作在开始时要找到标准直臂撑的姿势。慢慢将膝盖下落在地面上，手腕置于肩膀的正下方，头、臀、膝盖在斜面的一条直线上，准备好，吸气时不动，呼气时加强收腹，推起膝盖往上，直到头、臀、膝盖、脚跟形成一条直线，停顿约 3 秒，吸气时膝盖下落轻触地面，反复练习 6~8 次，休息，重复练习 3 组。如果手腕有伤，或直手臂支撑地面时不够稳定，可以选择屈肘来做这个动作，而屈肘提膝更多的是使腹肌得到锻炼。

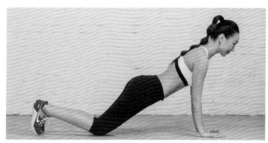 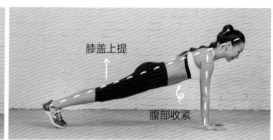

膝盖上提

腹部收紧

1｜2

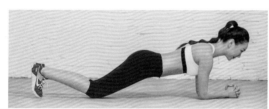 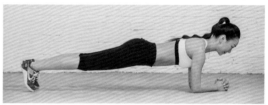

1｜2

第三阶段 高级动作

双腿伸展（Double Legs Strench）

　　身体团住，肩膀离开地面，直至肩胛下角轻触地面，双手轻触小腿和脚踝，眼睛看着膝盖。吸气时，打开双手、双腿，手臂伸直在耳侧，腿部伸直向斜面 30°~60°，腹部收紧，但是腰部离地约一个手掌的距离为宜。吐气时，双手画半圆再次团身，回到初始姿势。这组动作做 6~8 次，重复 3 组。

Tips

在双腿伸展的整个过程中，应保持腹部核心稳定，并且在团身时注意让肋骨下压地面，慢慢找骨盆，吐气时腹部更为平坦。

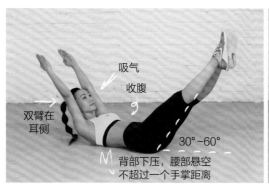
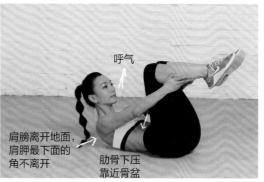

吸气
收腹
双臂在耳侧
30°~60°
背部下压，腰部悬空不超过一个手掌距离

呼气
肩膀离开地面，肩胛最下面的角不离开
肋骨下压靠近骨盆

1 | 2

辗转反侧（AB Bikes）

仰卧，屈膝悬空，双手轻触耳侧保护头颈部，肩胛离地，腹部找向骨盆，离地约20°夹角，吸气时稳定，呼气时上腹旋转，肘部找对侧膝盖，再次吸气时回到中间，呼气时转向另一侧。注意，整个过程腹肌应稳定收缩，骨盆不动，胸椎旋转，腿往前蹬踏时，以脚尖形成一条直线为宜。左右为一次，反复6~8次，重复3组。

1 | 2
---
3 | 4

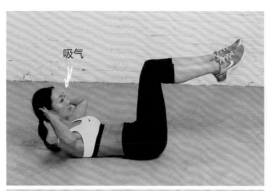
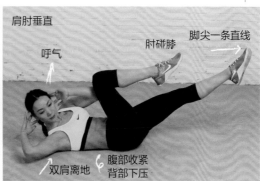

吸气

肩肘垂直
呼气
肘碰膝
脚尖一条直线
双肩离地
腹部收紧背部下压

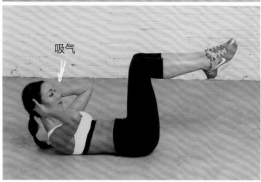
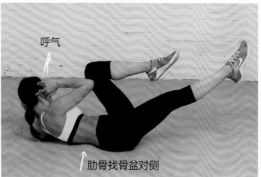

吸气

呼气
肋骨找骨盆对侧

平板接侧板（Plank and Side Rotate）

　　做好标准的平板撑起，吸气时稳定，呼气时转移重心，抬起一侧手臂指向天空，再次吸气时回到中间，呼气时换另外一侧，反复6~8次，重复3组。可以根据自己的情况，选择肘撑或直臂撑。如果手腕有伤就选择肘撑。而对于想提高更多身体稳定功能的人来说，可以选择直臂撑。

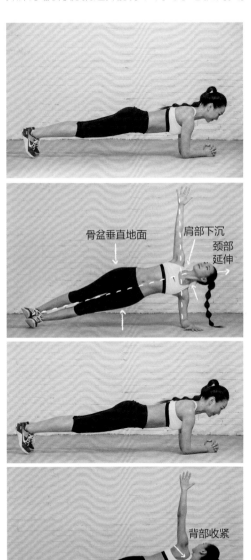

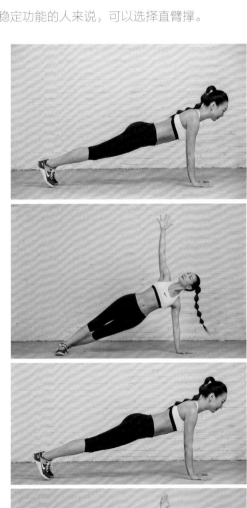

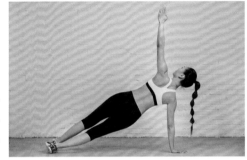

骨盆垂直地面　　肩部下沉　颈部延伸

背部收紧

下犬接侧收腿（Downward Dog and Elbow-knee）

　　双手、双脚压地，臀部上推，吸气时停留，呼气时重心前移至肩膀垂直于手腕即可，一侧腿屈膝找肘部，但臀部不可低于肩膀和脚跟的连接线，胳膊微弯内收，加强收腹。对于刚开始尝试的人来说，下犬式时，可以屈膝或者脚跟稍微抬起来做这个动作。收腿向前时可用脚尖点地。

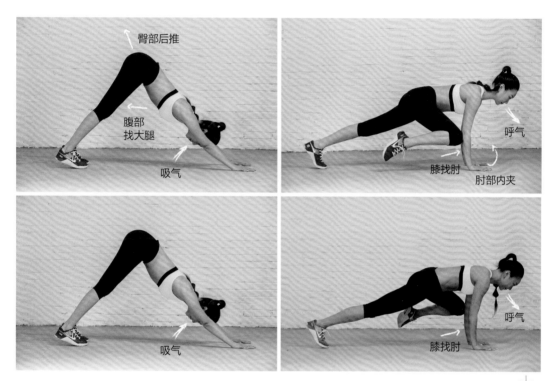

臀部后推
腹部
找大腿
吸气
呼气
膝找肘
肘部内夹
吸气
呼气
膝找肘

1	2
3	4

　　上面三个阶梯动作，先从初级入手，熟练后再进入中级。如果时间充足可以在进入中级后，一起完成初级和中级的动作，依次类推到高级。一周七天一个循环，在 21 天时就能顺利完成初级到高级的所有动作了。

第四步：配合有氧练习和饮食调整，降低体脂，让练习成果逐步呈现。

　　经过腹肌力量的训练，马甲线条已经做好呈现准备，再结合周二的有氧训练计划，选择适合自己的有氧方案，带着对吃的"讲究"，一起期待属于你自己的马甲线吧！

SECTION2

第二节 营养密码
一日三餐和少食多餐该如何选择

　　在坚持做运动的过程中，很多人对于怎么进行合理的饮食有点儿迷惑，中庸之道用在这里也很合适，吃少了不行，吃多了也不好，那到底怎么吃呢？现在我们就一点一点解开这个谜题。

　　1. 推荐的热量分配比：早餐占总热量的 30%，中餐占总热量的 40%，晚餐占总热量的 30%。

　　2. "早吃好，中吃饱，晚吃少"的古训是一个实用的好标准，推荐早餐 7:00—9:00，中餐 12:30—13:30，晚餐 17:30—18:30 进食。

　　以上是对饮食的常规建议。很多人会说，最近要减肥，不吃饭了，而这个方式在短期内确实会有一些作用，但主要针对的是减重。如果精准到减脂，效果却并不理想，因为节食最先减去的都是水分，食道里的存留物质，一旦再恢复到正常的饭量，体重就会飙升回来，这也是很多人越减越肥，反复减肥却并没有实现改善体形的目标的原因。其实短期减重确实有很多方法，但着重应考虑的问题为是否对身体有益，是否能持续下去。说到底，就是要养成一个良好的生活习惯，保持科学的锻炼方法，知道怎么选择适合自己的健康食物。很多朋友会说，工作实在太忙了，忙起来什么也不记得吃。但当你想起来吃的时候，又是怎么吃的呢？这时候失控的大脑会完全不受控制，选择任何能填饱肚子的食物去吃，而且越油腻口感越浓郁，也越吸引人，但你真的要把自己推向暴饮暴食的境地吗？如果不想，就要"好好吃饭"。

　　这里比较推荐的饮食方式是少食多餐。因为食物吃到肚子里，其中的营养素在身体中消化吸收的时间分别是碳水化合物约 1 小时，蛋白质约 2 小时，脂肪约 4 小时，也就是说，吃到饱约 4 个小时之后，食物就会消化吸收完毕。待胃部排空之后，身体就进入饥饿的状态，需要再次进食。

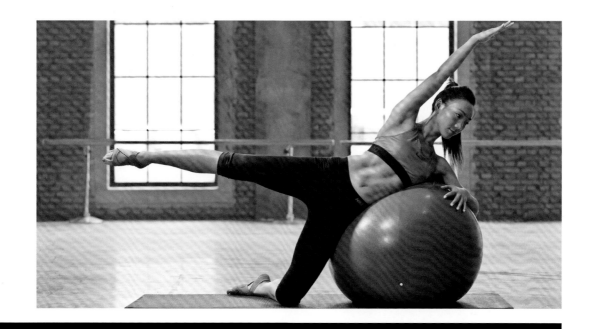

一般，在一顿饭中身体能消化和吸收的食物是有限的，若一顿饭吃了很多，消化系统吸收不了的会排泄掉，若有不能及时使用的能量那就会转化为脂肪囤积起来。基于这个原则，最好是少食多餐，这样能量能及时消化吸收运用，身体血糖也比较稳定，同时不容易饥饿，也就不容易吃多。当然，每个人每天需要的热量基本是恒定的，这样的话，传统的三餐也能很好地满足身体的需求，只是针对那些有更高要求需要改变体形的人来说，少食多餐能让营养的利用率更好。但不管哪种吃法，每天吃到的总量应该是差不多的，并不能因为少食多餐就多吃。其实，对少食多餐正确的理解应该是把 1 份食物分成两份或多份慢慢吃，这样不容易饿，吸收率还高，是一个值得推荐的好方法。

少食多餐对于短期要改变体形，或者从事与健身相关的工作的人来说是一件习以为常的事儿，但对于每天朝九晚五工作的上班族来说，是一件几乎不可能实现的事情。但可以随身携带一些健康小零食，不要小瞧它们，可是超级有用的哦。

那么哪些是健康小零食呢？各种时令水果、坚果、奶制品（牛奶或酸奶）、豆制品（豆干、豆浆等）都是。

携带零食时，一定要注意总量。坚果一天的总量不要超过用手自然抓到的一把。水果进食以上午茶和下午茶为宜，以一次不超过一个拳头的量为准。奶制品注意保鲜时间，而且以一次不超过普通水杯一杯（牛奶约 250ml、酸奶约 125ml）为宜。如果晚上实在饿了，可以在睡前来一杯温牛奶。在降脂期时，则可以选择脱脂牛奶（排除乳糖不耐受的部分人群）。

SECTION3

第三节
一日三餐营养搭配

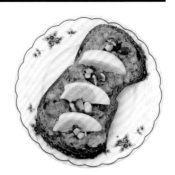

蛋白质（9份）

鸡胸肉 4 块（3份）

脱脂或低脂牛奶 250ml 1 杯
（1份）

鸡蛋 2 个（2份）

鲷鱼 2/3 全手掌大小 1cm
厚（3份）

碳水化合物（11份）

杂粮 2/3 个拳头大小 1 份（3份）

红薯 1/2 个（1份）

全麦切片 2 片（2份）

时令水果 1 个（1份）

青豆、玉米、胡萝卜丁 2~3 把（1
份）

黄、红彩椒各 1 个（1份）

> 西蓝花少许
> 圣女果 1 把　　（1份）
> 香菇 2 朵
> 时令蔬菜

优质脂肪（12份）

山茶油 3 茶匙（9份）

橄榄油 1/2 茶匙（1份）

杏仁 6 颗（2份）

注：脱脂或低脂牛奶 250ml 中同时含有 1 份碳水化合物。

Tips

最好不要隔餐！很多女生有时候会觉得，今天不饿就什么也不吃了，但身体总需要能量，若人体感到饿时身体易出现不良反应，导致暴饮暴食，所以即使不饿也要尽量规律摄入饮食，不要隔餐。

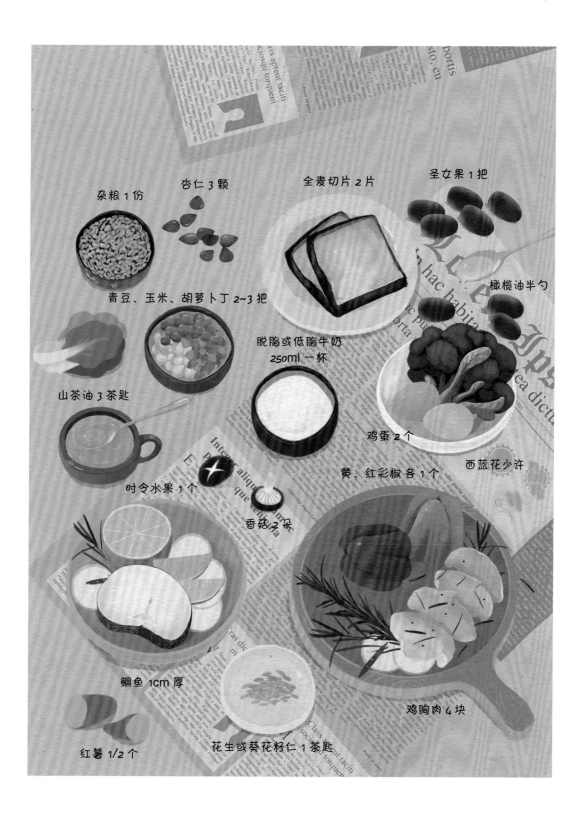

杂粮 1 份

杏仁 3 颗

全麦切片 2 片

圣女果 1 把

橄榄油半勺

青豆、玉米、胡萝卜丁 2~3 把

脱脂或低脂牛奶
250ml 一杯

山茶油 3 茶匙

鸡蛋 2 个

西蓝花少许

黄、红彩椒各 1 个

时令水果 1 个

香菇 2 朵

鲷鱼 1cm 厚

鸡胸肉 4 块

红薯 1/2 个

花生或葵花籽仁 1 茶匙

B R E A K F A S T

早餐

酪杂蔬烤鸡蛋 ⎰ 鸡蛋 1 个 + 红色彩椒
 1/4 个 + 香菇 2 朵 +
 细芹菜 1 根 + 山茶油
 1 茶匙

全麦面包片 2 片

脱脂牛奶 1 杯

橙子 1 个

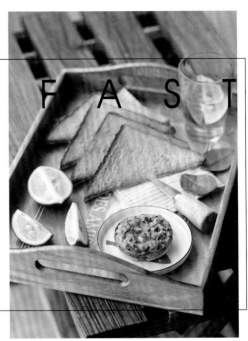

奶酪杂蔬烤鸡蛋

材料

主料：鸡蛋 1 个。

配料：红色彩椒 1/4 个、香菇 2 朵、细芹菜 1 根、
　　　山茶油 1 茶匙。

调料：盐 1/2 茶匙、黑胡椒粉 1/4 茶匙。

准备：红色彩椒、香菇、细芹菜、奶酪片
　　　分别切碎。

做法

1. 鸡蛋打散，加入 1/2 份量的清水，
　 充分打匀。

2. 放入红色彩椒碎、香菇碎、细芹菜碎，
　 拌匀，加入盐、黑胡椒粉和山茶油，
　 再次拌匀。

3. 将混合好的蛋液倒入模具，烤箱
　 180℃ 预热 10 分钟，放入蛋液烤 10
　 分钟左右。

心得分享 烤鸡蛋不需要烤太久，以免口感变老。

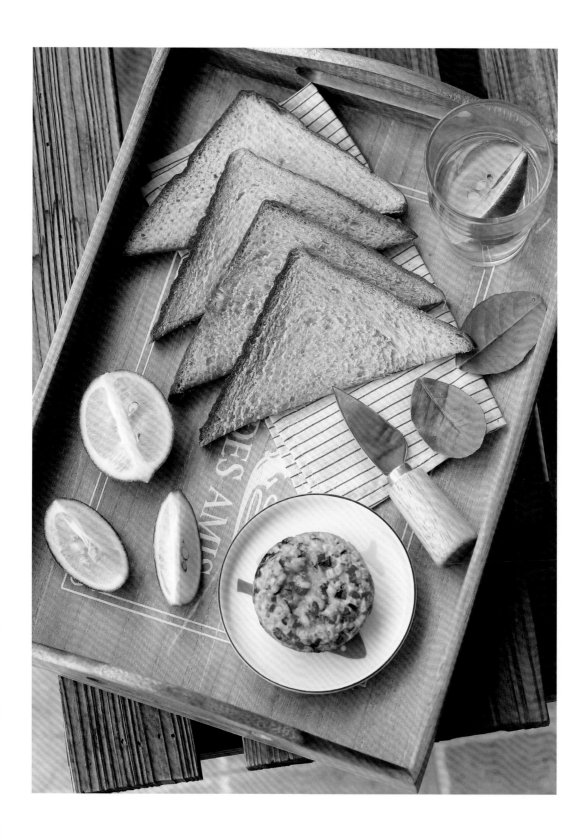

L U N C H

午餐

香烤鲷鱼   鲷鱼 1 份 + 西蓝花 1 小朵 + 圣女果 1 把

鸡蛋时蔬沙拉   苦菊 1 棵 + 鸡蛋 1 个 + 圣女果 1 把 + 杏仁 6 颗 + 橄榄油 1/2 茶匙

杂粮饭   2/3 个拳头大小

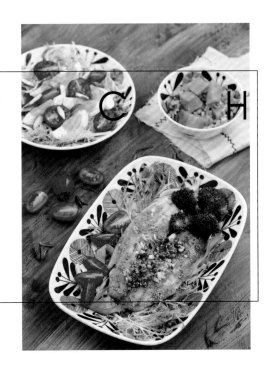

香烤鲷鱼

材料

主料：鲷鱼 1 份。

配料：西蓝花 1 小朵、圣女果 1 把、蒜 1 瓣、姜 1 小块、花生碎 1 汤勺。

调料：盐 1/4 茶匙、黑胡椒粉 1/4 茶匙、蒸鱼豉油 1 汤勺、料酒 2 茶匙。

准备：姜、蒜切末，西蓝花用沸水焯熟。

做法

1. 鲷鱼自然解冻后洗净，擦干表面水分，淋上料酒，均匀涂抹一层盐和黑胡椒粉，腌制 10 分钟左右。

2. 烤盘中放入锡纸，再放入鲷鱼，表面撒姜末、蒜末、料酒。

3. 放入烤箱中层，180℃，烤 15 分钟左右。

4. 烤好后取出鲷鱼装盘，淋入蒸鱼豉油，撒上花生碎，点缀上西蓝花和圣女果。

心得分享

1. 冷冻的鲷鱼需要放室内自然解冻，不要放在热水中，否则会影响鱼肉的口感。
2. 料酒、姜、蒜都可以起到去腥作用。
3. 鲷鱼不需要烤太久，鱼肉变色就可以了。

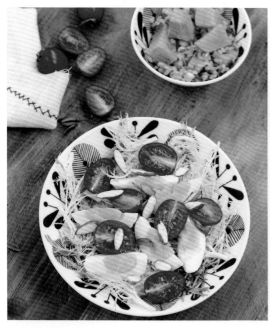
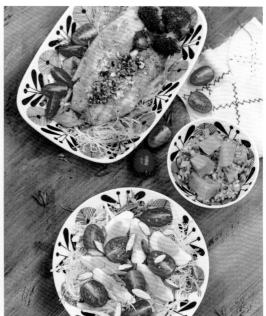

鸡蛋时蔬沙拉

材料

主料：苦菊 1 棵、鸡蛋 1 个、圣女果
　　　1 把。

配料：杏仁 6 颗。

调料：盐 1/4 茶匙、柠檬汁 2 茶匙、
　　　橄榄油 1/2 茶匙。

准备：鸡蛋煮熟，圣女果对半切开，
　　　苦菊撕开，杏仁切片。

做法

1. 煮熟的鸡蛋切成 6 瓣。

2. 在盘中依次放入苦菊、鸡蛋和圣女果。

3. 全部调料混合，调成料汁，淋入沙
　　拉中。

4. 撒上扁杏仁片，吃之前拌匀。

心得分享

1. 鸡蛋不要煮太老，蛋黄嫩一些口感比较好。
2. 圣女果也可以替换成喜欢的其他水果。

D I N N E R

晚餐

杂蔬鸡肉丁 } 鸡胸肉1份 + 胡萝卜1/2 根 + 青豆1把 + 玉米粒1 把 + 山茶油2茶匙

煮红薯1/2个

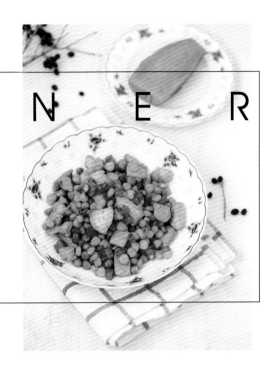

杂蔬鸡肉丁

材料

主料：鸡胸肉1份。

配料：胡萝卜、青豆、玉米粒2~3把、山茶油2茶匙。

调料：盐1/2茶匙、生抽2茶匙。

准备：鸡胸肉切丁，胡萝卜切碎，青豆和玉米粒用沸水焯烫。

做法

1. 锅中加适量山茶油，烧热后倒入胡萝卜碎翻炒。

2. 胡萝卜碎稍稍变软后放入鸡肉丁。

3. 翻炒至鸡肉变色，加入玉米粒和青豆，再加入少许盐。

4. 淋入生抽，翻炒均匀。

 心得分享

1. 将玉米粒和青豆烫熟后再炒，可以缩短炒制时间。
2. 胡萝卜较硬，需要先炒，或者也可以先用沸水烫熟。
3. 鸡丁炒变色即可，炒太久口感会变老。

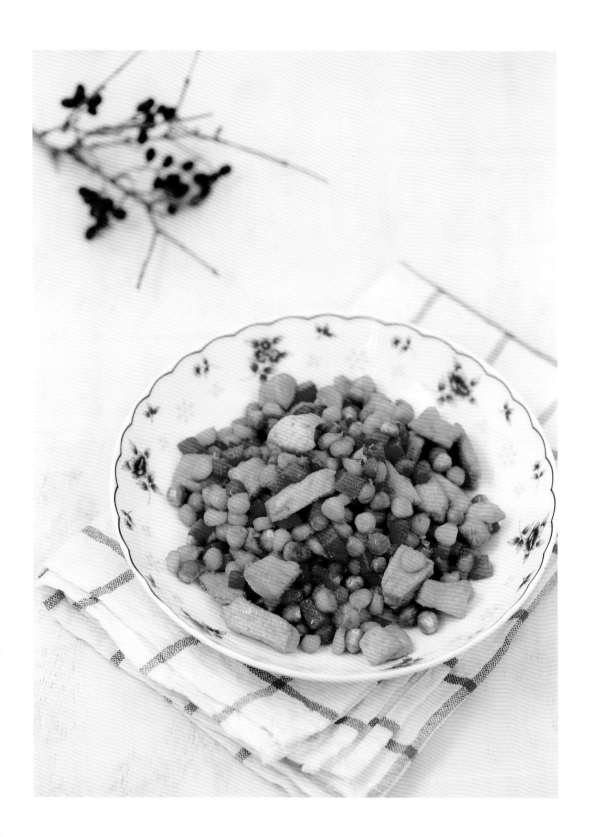

SECTION4

第四节 心灵分享

寻找自己的核心力量源泉

很长时间里，我认为只要有颜值，有身材，有才气，口袋里有钱，那么注定是自信爆棚的，但直到我遇到了小普。

小普是我认识的女生里完美女神的代表，长相甜美，家庭幸福，之前留美学美学，审美极高，对自己要求从不松懈，性格温和，待人也极有礼貌，是那种男生女生都会喜欢的类型。她过的简直是开挂的人生，这是很多女生奋斗的目标，包括之前的我。其实，大部分人做所有的努力就是为了让自己能够自信满满地站在人群中。但有一天，我和小普训练完一起往外走，迎面走来一群陌生人，小普本能地低下头。我无意地问道，怎么见人就低头呢？"没有自信，我从小就这样。"听到这个回答时，你有没有和我一样，内心复杂，原来在我们眼里的完美也有属于自己的不自信。

如果说自信并不来源于那些拥有，那又来自哪里呢？

经过无数次地认同和推翻，翻看了许多心灵成长和心理的书籍，迄今为止，最能完整阐述自信来源的有三个方面：天的事、别人的事、自己的事。

第一、天的事

就是说，人有与生俱来的东西，比如天使面孔、魔鬼身材、富有的家庭，等等，但这不是大多数人拥有的，只属于少部分人，所以才有那么多励志故事，鼓舞我们去创造拥有。

第二、别人的事

从小到大，周围的亲人、闺蜜、男朋友、老公，这些人对你的评价是自信的来源。为什么要和正能量的人在一起，远离负能量爆棚的人呢？原因就是周围的人会直接影响你对自己的看法，进而影响到自信心。环境会影响一个人，选择适合自己成长的好环境会决定你能成

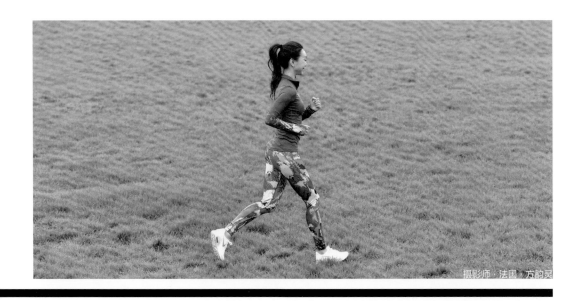
摄影师·法国·方韵灵

为怎样的人。

第三、自己的事

我们如何看待事物，如何看待自己，是最重要的因素。如果拥有前两个，而没有最后的一个，仍然有可能不自信，但如果拥有最后一个，有前两个就是锦上添花，没有前两个也可以从容自在。在这样轻松自信的状态下，一定会帮你创造无限可能的美好。

如果能够清楚地认知自己，了解自己的优势和缺陷，同时接受自己的不完美，就有了自信的基础。我们常说的不卑不亢就是在这样的状态下形成的，即使知道自己的不足，也会因为拥有的而快乐自信。

在对待事物上，很多人认为，只要相信自己一定能成功就会自信，但其实应该时刻接受失败的可能性。只有这样，才能够在失败到来时，做好心理准备，这样在遇到挫折时才更容易站起来，继续努力，而不是一味颓废。当能够慢慢做到更好时，自信就一点点建立起来了。若一直认为自己是完美的，那在比较来临时，便会因为不如别人而使自信心受损，甚至产生嫉妒。若认为一切事情都该一帆风顺，当挫折降临时，自信心便会瞬间崩塌。

当然，每个人都会有间歇性的低落期，但如果知道怎样进行心理调适，那在大多数时候还是自信、阳光、正能量的。

一个自信的人，是在无论顺境还是逆境中，都可以从容自在，那种气场好像在告诉别人，我现在的样子就是最好的。

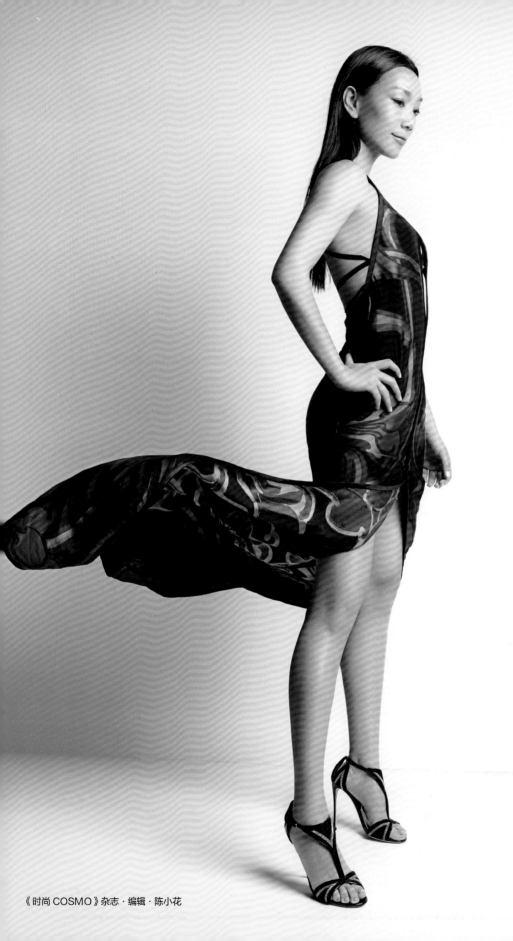

PART4

第四章
激发状态的周四
发现日

周四是身体和工作都进入倦怠期的一个日子，但连续三天的工作让身体更需要得到锻炼，只有这样，才能保持身体的运动性。当我们一直重复做一件事情时，很容易形成惯性。每一次重复其实都是了不起的积累和突破，只有通过高质量的重复，不断超越，才能做到极致。10 000 小时定律，一定不是无意义地堆砌时间，而是在时间里发现差异，塑造细节，精雕细刻。

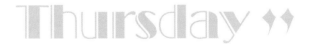

Thursday

SECTION 1

第一节 运动主题
美臀雕塑

　　"翘臀"、"蜜桃臀"是最近比较火的词，很多女性都想塑造这样一个好看的身材。当然，**大部分人只知道翘臀会让人看起来更美，穿衣服更有型，但并不知道其功能性更强。**臀部不好的话，容易出现很多问题。臀肌无力可能导致骨盆无法处于好的位置，比如前倾、侧倾、前后旋。骨盆是上下半身的根基，往上会影响脊柱健康，易导致脊柱不在正确的曲度上，例如脊柱侧弯、高低肩，往下会影响到腿部的正确发力，例如长短腿。臀肌无力的话全身的平衡有可能被破坏，导致一系列功能性问题。**臀部的一个重要功能，便是帮助人站立，现在久坐的生活习惯和不正确的坐姿，让臀部很少能被锻炼到，所以训练臀部，也是对抗久坐很重要的一部分。**

　　当拥有一个漂亮的臀部线条时，也可以说明你有一个活力满满的生活习惯。有的女性为了让臀部看起来翘，就使劲撅屁股，穿高跟鞋时还会保持塌腰翘臀的姿势，但这在专业健身领域里是不恰当的，被称为骨盆前倾。其实骨盆本身的结构就是微微前倾的，但若过分前倾塌腰，就容易造成腰椎

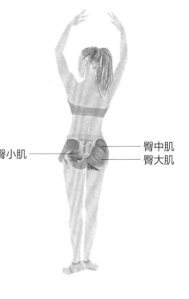

臀小肌　　　　臀中肌
　　　　　　　臀大肌

臀部解剖结构图

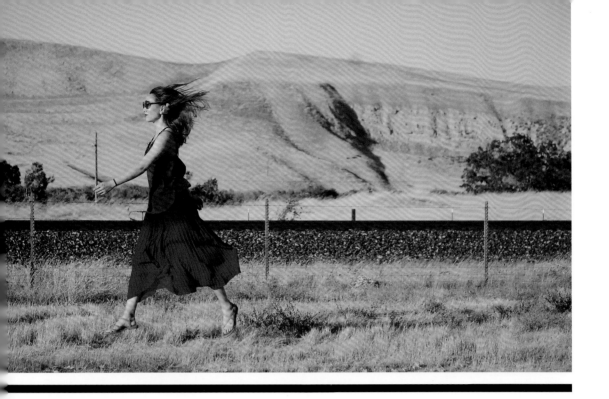

问题，同时小腹部也会突出，整体来看，体形并不漂亮。与其用这种假象的翘臀来忽悠自己，还不如踏踏实实练个翘臀呢。

看看臀部的结构（见90页手绘图），还有臀部运动的轨迹，360°无死角地练一遍吧！

在打造翘臀时，一步一步来才最有效果。

第一步 叫醒臀部（Gluteus Activation）

如果条件允许，在开始训练臀部时，推荐大家使用"筋膜滚轴"，这样能在运动前激活身体。把臀部不同的位置放置在筋膜轴上，用自己身体的重量来帮助臀部进行"缺血性施压"，松解肌筋膜，以此激活臀部，让久坐不动和肌肉肥厚的臀肌更好地发力。这样练习臀部更精准、高效。若找不到其他辅助工具，可以自己动"手"，最简单易操作的方法就是双手握拳，敲打整个臀部，这样可以增加臀部肌群的血液循环，叫醒臀部。

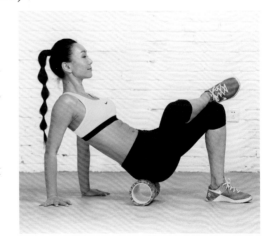

第二步 拉伸拮抗肌群（Hip and Hamstring Stretch）

臀部有短且弱的臀腿后侧肌群和前侧髋屈肌群，这部分肌群因为一天内坐的时间比较久，所以容易疲劳，因此需要想办法进行伸展，常用且高效的方法就是做低拉起跑式和跪姿折叠式的动作。

低位起跑式（Lower Lunge）

取跪姿，一侧腿向前迈步，并且膝盖在脚踝上方，整个动作过程中把骨盆摆正并朝向前方，双腿微往里收，放在前侧的腿能感觉到大腿后侧的伸展，放在后侧的腿能感觉到大腿前侧的伸展。注意，肚脐下三指位置的下腹部要维持收紧，帮助尾骨回卷，臀部推向前腿足跟的方向，随呼吸加强而伸展幅度，停留 3~5 个呼吸，接着再做下一个动作。

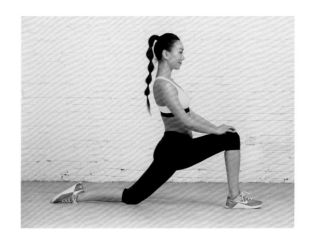

跪姿折叠式
（Hamstring Stretch）

臀部后推至后侧大腿，至后侧大腿与地面垂直即可，骨盆摆正，坐骨后推，尽可能伸直后背，前腿伸直勾回脚尖，感受大腿后侧伸展，停留 3~5 个呼吸。换侧完成相同动作。

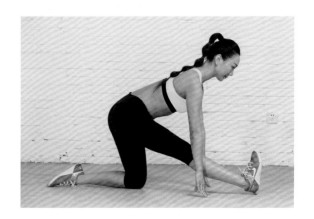

Tips

如果训练计划中会进行大的力量训练，用动态伸展的方式能更好地保持肌肉的发力，因此可以把两个动作连接起来重复进行。

第三步 开始主体训练

第一阶段　初级动作

臀桥（Bridge Pose）

　　这个动作简单经典易操作，极容易找到臀部发力的感觉，是推荐初学者做的美臀必备锻炼方法。

　　第一种是分腿臀桥，做准备动作时，身体摆正，屈腿，脚掌踩地，脚跟对准坐骨，吸气时不动，呼气时脚跟推地，臀部发力推起，同时收紧腹部，肋骨内收，在顶端停留一个呼吸，重复6~8次，共3组。注意，抬起时膝盖应刚好与脚后跟垂直，腹部应收缩平坦，这样动作更标准。腰部没有压力时，臀部更容易找到发力感。若腰部压力大，则臀部没有锻炼感。对于经常练习的人来说，可以尝试外开臀桥，即小八字。在臀部保持刚才锻炼的基础上脚尖做外开，找到臀发力而腰部不适感即可。这个动作要注意，脚尖微开，抬起臀部后调整打开的角度，直到臀部找到强烈的收紧感觉，整个过程中腹部收紧，腰部没有压力感即可。

　　第二种是并腿臀桥，双腿并拢，夹紧膝盖，臀部靠近大腿根部往回收紧，感觉大腿内侧有更多发力感即可。这三种方法是从不同的角度来激活臀部发力。

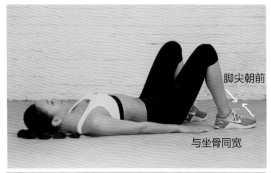

脚尖朝前

与坐骨同宽

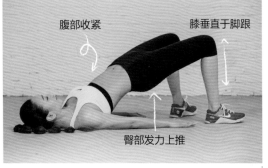

腹部收紧　　　　膝垂直于脚跟

臀部发力上推

1/2

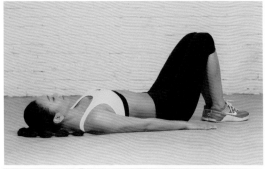

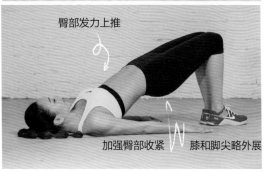

臀部发力上推

加强臀部收紧　　膝和脚尖略外展

1/2

蚌式（Clamshells）

完成一个优质的蚌式动作可以让我们的臀部靠上的位置更饱满，这样看起来臀线就更高了。这个简单的动作，对提高身体在移动中的稳定性也很有益处。做准备动作时，身体侧卧，屈膝，脚跟对齐坐骨，脚跟相对，脚尖外开成小八字，注意让腰部保持悬空，维持脊柱稳定不动。吸气时不动，呼气时臀部上侧发力，像贝壳一样打开膝盖，再次吸气时，膝盖向下轻触脚跟分开，重复这个动作，直到感觉累了为止。在整个过程中，保持骨盆稳定不动，腹部收紧，腰部始终悬空，让发力集中在臀上外侧。

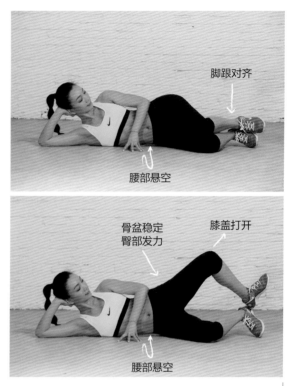

脚跟对齐

腰部悬空

骨盆稳定
臀部发力

膝盖打开

腰部悬空

$\dfrac{1}{2}$

侧卧（腿画圆圈）（Side Lying Leg Circle）

用腿画圆圈，可以从不同的角度立体地激活臀部肌肉。侧卧，稳定身体，上侧腿抬起，微向后放，直到臀部和腹部有收缩感为止。勾脚，想象脚跟在远处的墙壁画圆圈，而身体其他部位稳定不动，集中在臀部发力，向前 10 次，向后 10 次，直到臀部酸胀，换边练习。

1 | 2

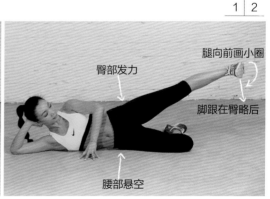

臀部发力

腿向后画小圈

脚跟在臀略后

腰部悬空

臀部发力

腿向前画小圈

脚跟在臀略后

腰部悬空

第二阶段 中级动作

臀桥抬腿（Bridge Pose and Leg Raise）

这个动作可以在臀桥的基础上做，吸气时不动，呼气时保持身体其他位置不要移动，抬起一侧膝盖指向天空，再次吸气时轻触地面，呼气时抬起，反复 6 ~ 8 次，换边练习，重复 2 ~ 3 组。注意，在整个过程中，臀部要发力，腰部应舒适无压力，脚跟放在膝盖下方。通过臀桥抬腿时转移重心，更好地让一侧臀部发力，增加对侧臀部的训练。

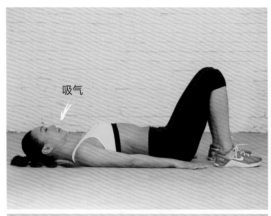
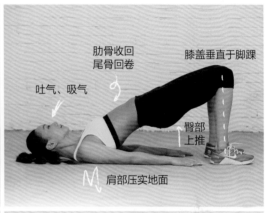
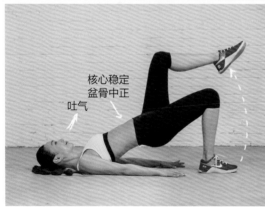
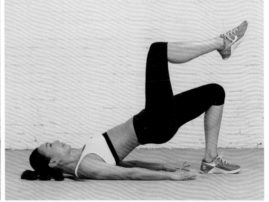

1	2
3	4

俯身美人鱼式
（Prone Mermaid）

这是臀部激活训练的经典动作，主要是从身体的侧面训练臀部。做准备动作时，身体俯卧，成一条直线，脚掌压地，额头放在双手手掌上。吸气时不动，呼气时腹部发力，臀部拉动双腿膝盖微离地面，双腿夹紧，就像大腿的内侧夹着一张纸一样，再次吸气不动，呼气时脚尖勾回，臀部发力辅助大腿从根部向外侧转开，打开到像美人鱼的尾巴一样，再次吸气夹腿绷脚收回，呼气时分腿勾脚向外打开，在最外侧略停留，反复6~8次，重复2~3组。

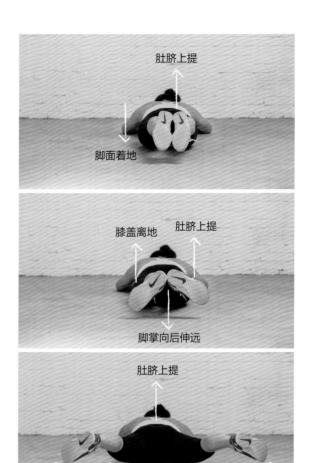

肚脐上提

脚面着地

膝盖离地　肚脐上提

脚掌向后伸远

肚脐上提

脚尖朝外　大腿外旋转

1
2
3

俯身泳式（Swimming）

这个动作是从身体前后的角度来训练臀部。准备动作和俯身美人鱼式一样，然后吸气时稳定身体，呼气时双腿离地，保持呼吸畅通，依次交替左右腿，像上下拍打水面一样。注意，在做这个动作的过程中，腹部始终收紧，但腰部应无压力感才可以，主要是用臀部发力带动腿部。腿的高度以臀部酸胀而腰部无压力感为宜。

1

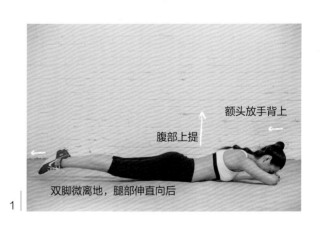

额头放手背上

腹部上提

双脚微离地，腿部伸直向后

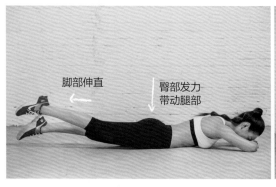

脚部伸直
臀部发力
带动腿部

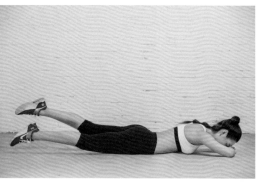

第三阶段 高级动作

臀桥单侧踢腿（Bridge Pose with Single Leg Kicks）

当可以完美地完成臀桥和臀桥抬腿的动作时，就可以试试臀桥单侧踢腿的动作了。准备好臀桥姿势，吸气时单侧腿伸直下压，轻触地面，呼气时勾脚回踢。注意，身体始终保持稳定，骨盆不要移动。重复 6 ～ 8 次，最后一次在高处时停顿，让脚跟推向天空方向，加强单侧臀部的发力，保持 3 ～ 5 个呼吸，然后换边练习，重复 2 ～ 3 组。如果腿后侧的柔韧性不够，可选择弯腿做这个动作。

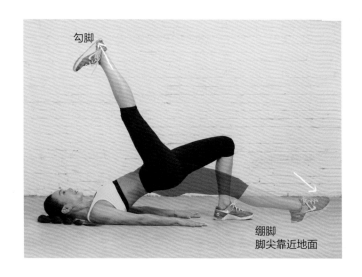

勾脚

绷脚
脚尖靠近地面

侧提星式（Plie and Star Pose）

当做完以上练习，能很准确地找到臀部的发力模式后，就可以做站起来训练臀部的动作，这样效率会更高。将臀部的训练融合到全身整合的动作中，更接近臀部在日常生活中的功能作用，可以使臀形更漂亮，还能让全身的结构更完美。

侧提是从身体侧面强化臀形。分腿时，确定背部挺直，膝盖朝向脚尖，然后打开，下蹲至大腿与地面平行，吸气时不动，呼气时身体朝一侧倾斜，支撑腿伸直，另一侧腿抬离地面，脚跟往远蹬出，打开双手可帮助身体维持平衡，整个身体侧面在一个平面内。吸气时回到下蹲状态，呼气时再次推起，重复 6 ～ 8 次，最后一次停在侧面，保持 3 ～ 5 个呼吸，然后换边练习，重复 2~3 组。

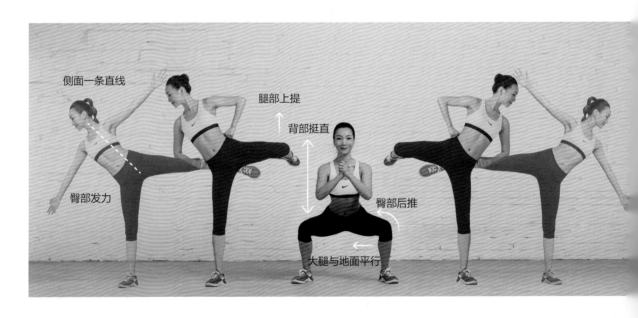

战士动态 T 字平衡
（Dynamic T Challenge）

　　这个动作和侧提（Barre）收踢腿的效果相近，可增加臀部在日常生活中的功能。它是从身体前后方向塑造臀形。在做的过程中始终保持背部挺直，屈膝时臀部后推，吸气时单腿后推，双手抬起至耳侧，让手、肩、臀、脚跟在一条直线上，呼气时臀部发力，让身体保持一条直线直至与地面平行，重复6~8次后，停留在高点3~5个呼吸，然后换侧练习，重复2~3组。

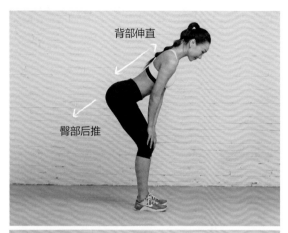

背部伸直

臀部后推

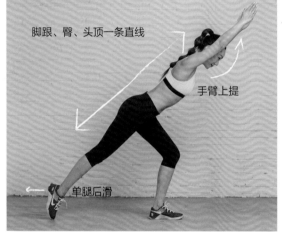

脚跟、臀、头顶一条直线

手臂上提

单腿后滑

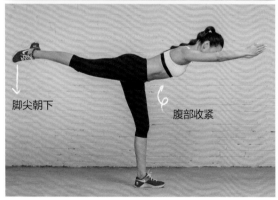

脚尖朝下

腹部收紧

1
2
3

第四步 放松伸展（Glute Stretch）

做完臀部的训练后，就进入了最后一步，臀部的伸展，这时可以充分拉伸和放松被锻炼到的肌肉。

半鸽式伸展（Pigeon Pose）

试着让一侧臀部坐稳地面，腿屈膝向前，膝盖穿过双肘中间后平放在地面上，脚尖勾回，后侧腿部伸直，膝盖和脚面平放在地面上，腹部贴近地面，挺胸伸展脊背向远，停留 3~5 个深呼吸，然后换侧完成相同动作。

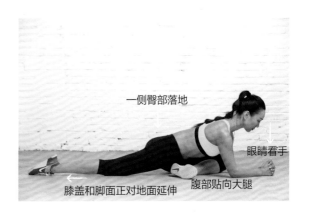

一侧臀部落地

眼睛看手

膝盖和脚面正对地面延伸

腹部贴向大腿

使用手册：每次进行臀部练习时，都要从第一步放松激活和第二步动态拉伸开始，在进入主体动作后，第一周先从初级入手，熟练后再进入中级，如果时间充足，可以在进入中级后，一起完成初级和中级的动作，依此类推到高级。用一周七天的一个循环来说，在 21 天时就能顺利完成初级到高级的所有动作了。当然，最后都要用拉伸来作为最后的放松。

Tips

当臀部被激活，臀部的发力模式和训练动作都能做到准确时，臀部在生活中的功能和外在形态都会发生很大的改变。如果还需要继续训练臀部，让臀部看起来更挺翘，那么可以加入负重的重量训练，例如杠铃、哑铃等，但无论进行怎样的臀部训练，上面的那些练习都是基本步骤，如此才能练得准、练得美。

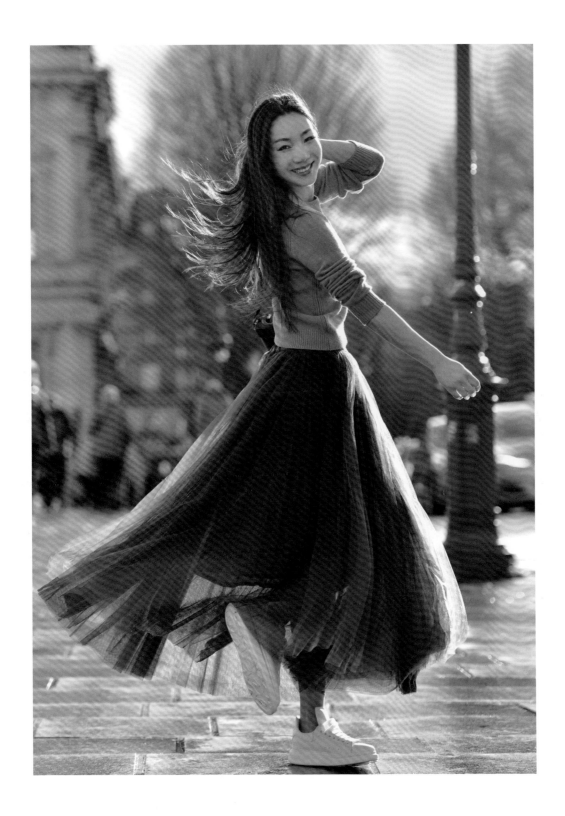

SECTION2

第二节 营养密码

如何看懂食物标签

　　往往去超市购物时，可爱的包装，广告的宣传，是很多人购买商品的最大动力，但具体吃到了什么、喝到了什么，自己也不清楚。通常，哪个口感好，就会去挑选哪个食物，所以食物进到肚子里不是因为身体需要，而是因为眼睛需要、味觉需要，当然这也并不是什么大错特错的事，毕竟色、香、味俱全是勾起食欲的最大因素。可是若因为满足这些欲望，而影响了身材，那真是得不偿失了。尤其是因为要瘦下去而去健身房锻炼的女生，好不容易运动完，期待自己的美丽蜕变，结果因为不正确的饮食而功亏一篑，真是非常可惜。"三分练七分吃"真不是随便说的。所以看懂食物标签就是吃得好又吃不胖的一个利器。

　　要确定我们吃下去的到底是什么，就需要看食物标签，这是我们的一个好帮手，千万不要忽视它。

　　食物标签看什么？名称、保质期、配料表、食物营养成分表。看名称是确定是否为自己要买的食物，看保质期是确认自己买的东西有没有过期，通常这两样大家都会看，但却很少有人去关注食物的配料表和营养成分表，如果不去了解这些，那就没法确定这个食物里到底含有什么。

　　货架上摆放的食物，因为要保存很长时间，而且保证不变色变味，就需要很多的添加物。为了让食物看起来更漂亮，则需要有颜色的添加剂。为了口感更好，则需要甜、咸、酸味等各种调味剂。为了让食物闻起来更好，就有了各种香精。也就是说，商家总会给食物营造出视觉、嗅觉、

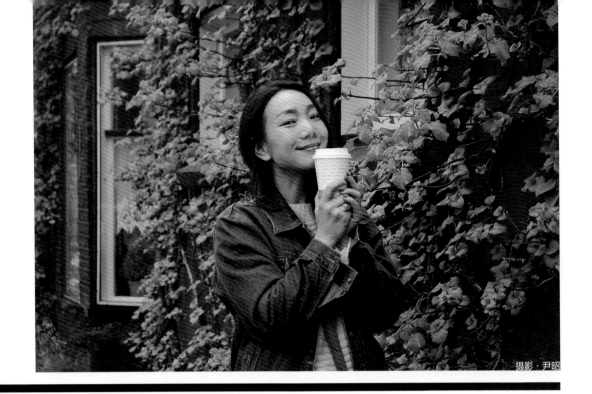

摄影·尹昭

味觉具佳的立体效果，从而添加一些人类身体本身并不需要的东西。并不是说这完全不对，只是若站在身体需不需要的角度来讲，就知道并不是理想的食物。你的身体真的需要这些添加剂吗？为了满足一时的感官需求，就让身体去承受多余的代谢负担，真的不是一个好习惯。其实偶尔尝尝无妨，身体是会帮助我们将这些不需要的物质代谢掉的，可是长期形成这样的饮食习惯却是很不可取的。我们的身体状况，一部分由遗传因素决定，而更多由生活习惯决定。为了延长食物的保存时间，满足我们的感官系统，食物中添加了很多并不能提供身体所需营养，甚至加重身体代谢负担的东西。所以每次选择食物时，最好看看食物配料表，更加明确一下今天选择的和吃到的到底是不是身体需要的，这样就能更好地作出正确的食物选择。

看完配料表就需要看营养成分表了。对自己身材要求高的人，通常还会特别关注食物的热量。一般是每 100g 或每 100ml 的食物所含的热量，例如一瓶水是 550ml，那就需要把每 100ml 的热量 ×5.5，这样才是它的总热量。有时候也会用国际单位热量 J 来表示，1kJ = 0.478kal，反之 1kal = 4.78kJ。很多时候我们就是因为忽视了这个因素，而不知不觉摄入很多热量。其实作为女性，把每天吃的东西都计算一遍，会有一种头痛欲裂的感觉，所以后面会介绍一种食物分份的方法，掌握了这种方法后，只需要用眼睛看一眼，就能预测出食物的大致热量，而不用陷入数学计算题中抓耳挠腮。

热量之下就是直接提供热量的三大宏量营养素了：蛋白质、脂肪、碳水化合物。其中脂肪是被阐述得最多的，一般在食物配料表上会标明饱和脂肪、不饱和脂肪、反式脂肪，这也是人们最在意的。虽然饱和脂肪也是人体所需，但摄入过大极易引起"三高"，对健康威胁大。而不饱和脂肪能提高对健康有益的高密度脂蛋白，是大家比较期待的。反式脂肪是现在大家最害怕的，很多食物标签上都会标明反式脂肪为零，其实并不会完全没有，只是低于食品安全要求标准就等同于零。反式脂肪是健康低热量食物的大忌，所有需要保持体形的人都会把反式脂肪视为洪水猛兽。常见的含有反式脂肪的食物成分是氢化植物油、植物沫、代可可脂、人造黄油、人造奶油，而可能含有这些成分的食物有薯片、炸薯条、炸鸡块、方便面、调味奶茶、调味咖啡、酥性面包、蛋黄派、泡芙等，偶尔吃一下还可以，千万不要多吃！这些是传说中的垃圾食品，垃圾食品不是因为食物本身不好，而是因为加工方法不太正确。平时应减少摄入用炸酱烤的食物，多吃一些蒸煮焯炒的食物，减少反式脂肪，让热量降下来，就离健康饮食近了一大步。

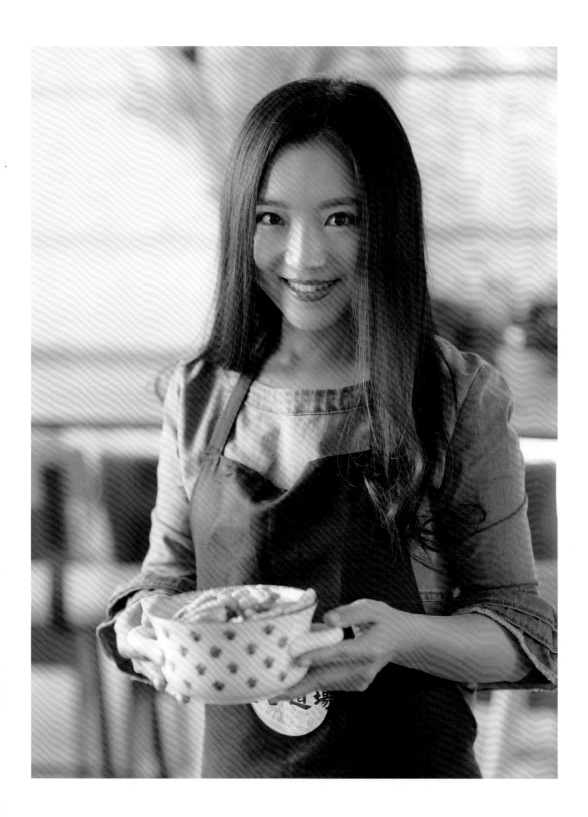

SECTION3
第三节
一日三餐营养搭配

蛋白质（9 份）

三文鱼 2/3 全手掌大小 1cm 厚（3 份）

酸奶 125ml（半杯）（1 份）

日本豆腐全手掌大小 2.5cm 厚（4 份）

鸡蛋 1 个（1 份）

碳水化合物（11 份）

杂粮饭 2/3 拳头大 1 份（3 份）

熟日式杂粮面拳头大 1 份（2 份）

草莓 3 颗（半份）

猕猴桃 1 个（1 份）

南瓜手心大小 1 块（1 份）

黄瓜手掌长度中等大小 1 根（半份）

芦笋手掌长度中等大小 4~6 根（1 份）

青豆少许
时令蔬菜 1 份
（青菜、胡萝卜少许）（1 份）

优质脂肪（12 份）

山茶油 1 茶匙（3 份）

橄榄油 2 茶匙（6 份）

芝麻油 1 茶匙（3 份）

注：酸奶 125ml 中同时含有 1 份碳水化合物。

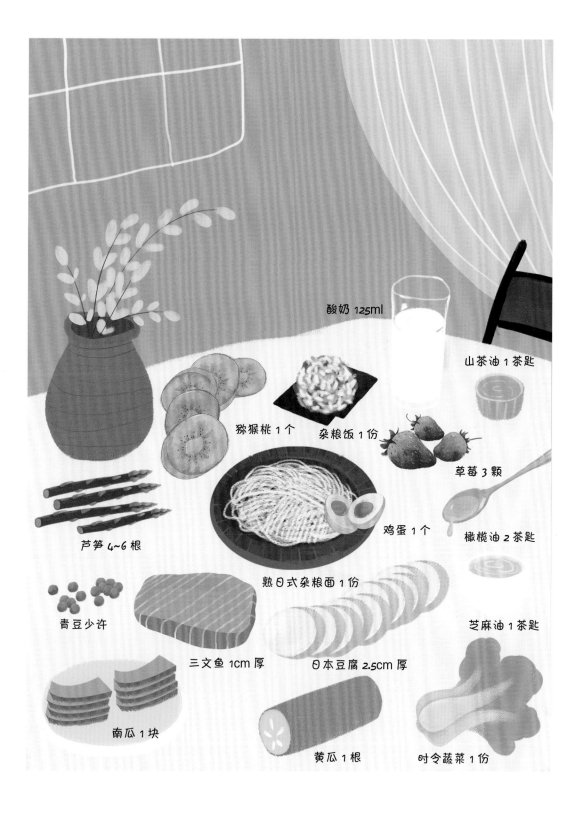

酸奶 125ml

山茶油 1 茶匙

猕猴桃 1 个　　　杂粮饭 1 份

草莓 3 颗

芦笋 4~6 根

鸡蛋 1 个

橄榄油 2 茶匙

熟日式杂粮面 1 份

青豆少许

芝麻油 1 茶匙

三文鱼 1cm 厚

日本豆腐 2.5cm 厚

南瓜 1 块

黄瓜 1 根

时令蔬菜 1 份

BREAKFAST
早餐

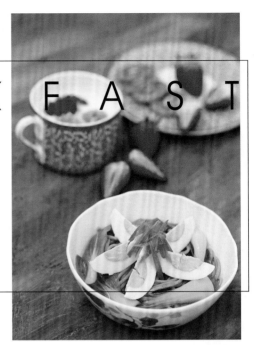

蔬菜鸡蛋杂粮面

水果酸奶 1 杯

草莓、猕猴桃少许

杂粮面 2/3 拳头大 + 青菜 1 颗 + 鸡蛋 1 个 + 胡萝卜 1/4 根 + 芝麻油 1 茶匙

蔬菜鸡蛋杂粮面

材料

主料：杂粮面 1 份。

配料：青菜 1 颗、鸡蛋 1 个、胡萝卜 1/4 根。

调料：盐 1/2 茶匙、生抽 1 汤勺、芝麻油 1 茶匙。

准备：胡萝卜去皮、擦丝。

做法

1. 青菜和胡萝卜丝用沸水焯烫，沥干水分待用。

2. 鸡蛋煮熟，切成 5 瓣。

3. 将杂粮面煮熟，煮面的汤舀出两大勺，加入盐和生抽调匀，再放入煮好的杂粮面。

4. 表面铺上青菜、鸡蛋、胡萝卜丝，淋少许芝麻油，吃之前拌匀。

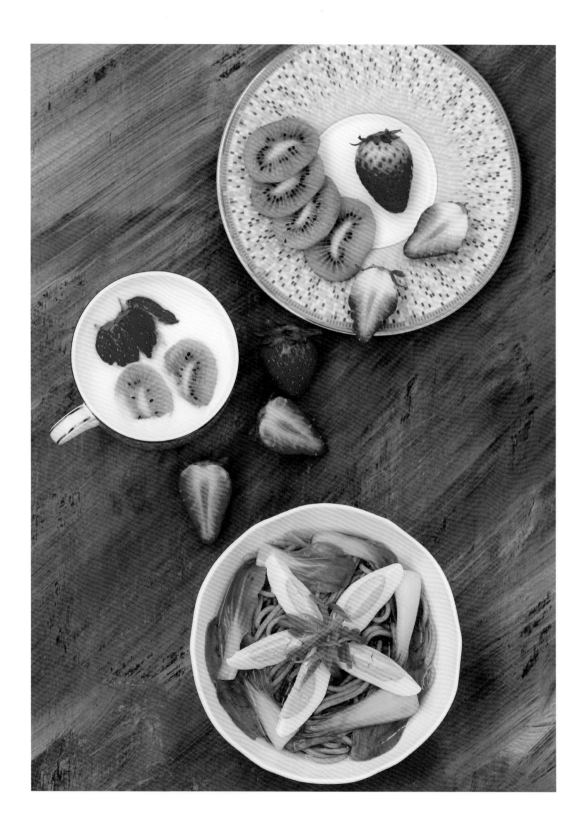

L U N C H

午餐

青柠芦笋煎三文鱼 〔 三文鱼 1 份 + 芦笋几根 + 橄榄油 2 茶匙 + 青柠

蓑衣黄瓜 〔 黄瓜 1 根 + 蒜 1 瓣 + 小红辣椒 1 个

杂粮饭 〔 2/3 个拳头大

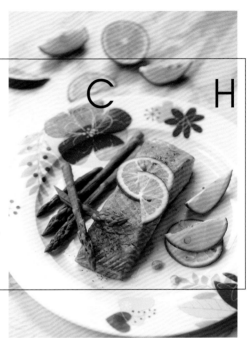

青柠芦笋煎三文鱼

材料

主料：三文鱼 1 份。

配料：芦笋几根、青柠 1 个、橄榄油 2 茶匙。

调料：海盐 1/2 茶匙、黑胡椒粉 1/4 茶匙。

准备：三文鱼洗净，用厨房纸吸去表面水分，芦笋切去根部，青柠切片。

做法

1. 煎锅中加入橄榄油，稍稍加热后放入三文鱼，有皮的一面朝下。

2. 煎至肉色变白后翻面，继续小火煎约 1 分钟，再煎两个侧面。

3. 待鱼肉整体发白，中间还有小部分粉红色时就可以熄火出锅了，撒上海盐和黑胡椒粉，淋少许青柠汁。

1. 煎三文鱼的温度不要太高，应用小火低温来煎，这样可保证营养不流失。

2. 待鱼肉发白并且中间还有小部分粉红色时就可以出锅了，千万不要煎太久，否则鱼肉会变老。

3. 调料越简单越好，否则会掩盖了鱼肉的鲜味。

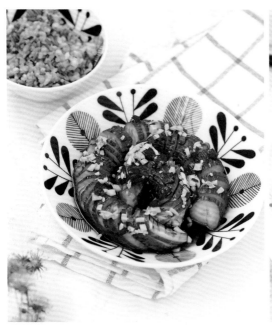
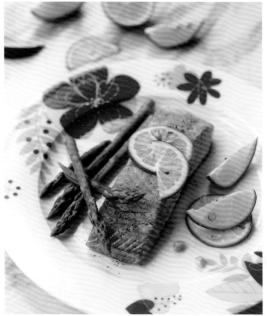

蓑衣黄瓜

材料

主料：黄瓜 1 根。

配料：蒜 1 瓣、小红辣椒 1 个。

调料：盐 1/2 茶匙、糖 1/2 茶匙、醋 2 茶匙。

准备：蒜和小红辣椒切末。

做法

1. 全部调料混合，作为料汁待用。

2. 黄瓜洗净，放在一双筷子上，在与黄瓜垂直的方向切片，不要切断。

3. 将黄瓜翻面，在与黄瓜呈 45°角的方向切片，同样不要切断。

4. 切好的黄瓜拉开花，放入碗中。

5. 淋上料汁，撒上蒜末和红辣椒末。

心得分享
1. 切黄瓜时注意底下垫一双筷子，以免切断。
2. 料汁可根据个人口味调节。

D I N N E R

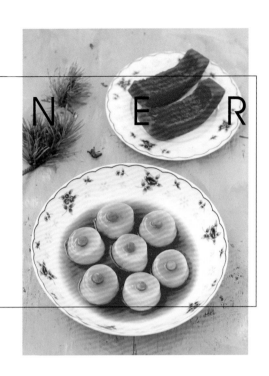

晚餐

浇汁玉子豆腐 ┤ 日本豆腐1块 + 胡萝
卜 1/4 根 + 青豆1茶
匙 + 山茶油1茶匙

蒸南瓜 ┤ 2/3 手掌大小一块

浇汁玉子豆腐

材料

主料：日本豆腐1块。

配料：胡萝卜1/4根、青豆1茶匙、山茶油
1茶匙、生粉1茶匙。

调料：蚝油2茶匙。

准备：日本豆腐切成2cm厚的圆片，胡萝
卜去皮切薄片，青豆用沸水烫熟。

做法

1. 盘中放入胡萝卜片，每片胡萝卜片上
   放一片日本豆腐。

2. 锅中烧水，水开后放入日本豆腐蒸8
   分钟。

3. 将生粉中加入两大勺水，调成水淀粉，
   与蚝油和山茶油混合，小火加热调匀。

4. 日本豆腐出锅后淋上料汁；

5. 表面用青豆装饰。

心得
分享

1. 切日本豆腐时要小心，以免弄碎。
2. 日本豆腐不需要蒸太久，本身就是熟的。
3. 由于料汁中加入了生粉，因此加热后更易调匀。

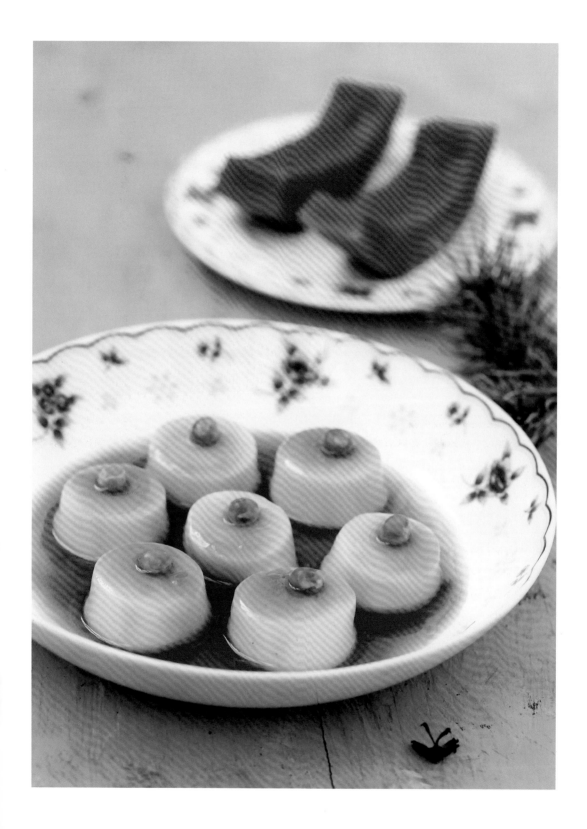

SECTION4

第四节 心灵分享

不忘初心，让生活和工作充满温度

有人说，如果我们看到一个好的事物，心向往之，但若感叹之后，行为并没有跟随它发生什么变化，那这个事物只是看起来美好而已，其实并没有真正打动人。真正打动人的是，当我们看到它后，会追随它，并且思维和行为都随之发生改变，把所见转化为实际行动。AC 就是这么一个有魔力的媒体人。

第一次见到她是在工作日的清晨 8 点，我比预约时间早到近一个小时，因为在此之前同事预设了很多关于她的场景，挑剔、苛刻、时尚大魔头。按照同事的安排，我谨慎地备出了足够的时间量。但一切预设在看到她的第一眼就击碎了，她留着一个 bobo 头，脸上是满满的笑意，露出八颗牙齿，温和地说："你好，我是 AC。"

训练进行得很顺利，更多的时候，是敏锐的她在试着挑起话题，熟络的速度也完全超过我的预想，而且在交谈中可以从她的话语间感受到满满的诚意。她能够设身处地换位思考，会分享自己的生活方式，而且相信只要自己不卑不亢对待身边人，那么不管在哪里都可以追求到那份美好和极致。这些都让我油然而生一种感动。有时候想，这些散发着灵魂香气的话语，也许就是她每天对着公众，通过她的杂志和媒体平台喊出的话。她是一个鲜活的独立女性，就在那一刻，我决定要成为这样的人，追随这份美好。

她除了在语言上给予一些建议外，更多的是用实际行动给人以能量。她习惯于用让人舒适的

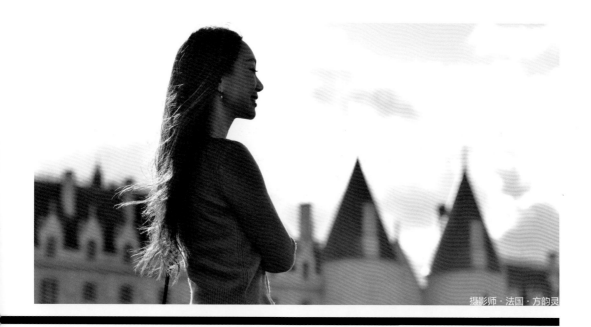

摄影师·法国·方韵灵

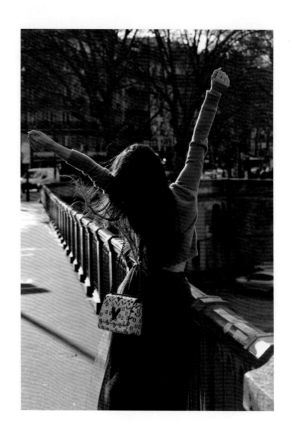

方式，帮助人成长，这种分享的动力和行为，一定发生在随时随地的日常生活中。她是一个地地道道、真真正正的媒体人，无时无刻地发挥着媒体的力量，建立美好的事物，并且将其传播出去，影响更多的人。这些足以让人钦佩。而我自己作为一个健身教练，却并没有不遗余力地告诉周围的人，什么才是健康的生活方式。看到那些不健康的生活习惯，有时候也并不规劝，只会置之不理。随着时间的推移，多少让我们之前激情澎湃的事情，现在却被磨得平淡无奇。

你能在十几年里，坚守初心，保持那份对热爱之物的温度吗？

而极致就在这份坚守里。

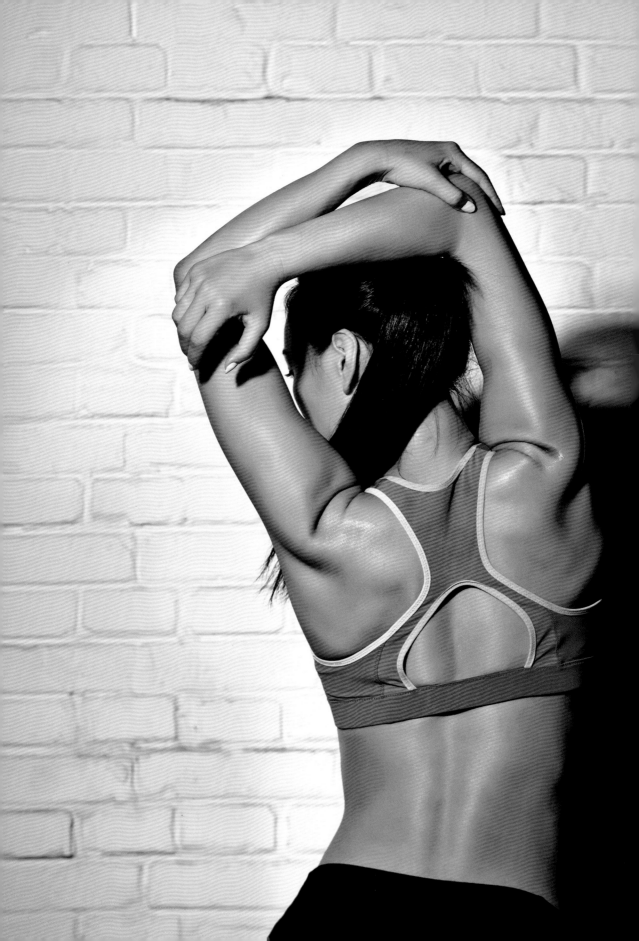

PART5

第五章
轻松活跃的周五
狂欢日

周五是上班族都热切期盼的一天，每到周五心情都无比愉悦，因为马上就要结束忙碌了一周的工作，可以好好放松休息了。晚上约上爱人或朋友，吃个大餐、逛个商场或来一场周末狂欢聚会，算是给自己的犒劳。一定要记得，忙碌的时候歇歇脚，适当释放一下自己，给自己一个空间。就像记忆卡一样，需要时常清空，这样才能装进新内容。其实，每次休整都是创造一个成为新的自己的机会。

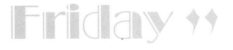

Friday

SECTION1
第一节 运动主题
打造美背，与岁月做斗争

　　前面的章节里提到过含胸驼背和端肩扣背等不良体态，这些都是美丽背影的杀手。除此之外，背部肌肉松弛无力，也是背部一大问题。夏天很多女生想露出背部，展现自己优雅的线条。但若有以上问题，估计就没办法展现这样的性感了。其实，背部线条不好，体态就好不了，而且还容易显老态。有的女性花了大价钱打造面部皮肤，但却不重视背部姿态和背部皮肤，导致从背部就出卖了自己的实际年龄。如果细心观察便会发现，**随着年龄的增长，地心引力会拉扯着身体向下，使背部一点点弯曲，直到驼背，导致重心前移，然后只能用一根拐杖支撑着身体。背厚、背圆、背没力气，甚至直立不起来，都是身体退**

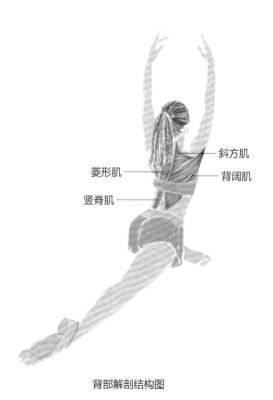

斜方肌
菱形肌
背阔肌
竖脊肌

背部解剖结构图

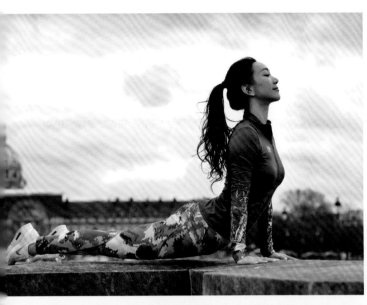
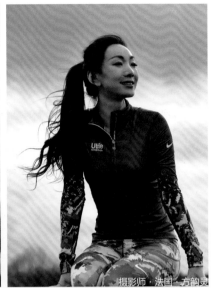

摄影师·法国·方韵灵

化的第一步。 打造美背，就是与岁月做斗争。其实，脸只有在正面交锋时能直接看到，但背部却从侧面和背面一起立体呈现一个人的状态，为了打造年轻态的"3D"效果，就需要了解怎么解决背部的问题。

人体的肌肉类型分为1型肌纤维和2型肌纤维。1型肌纤维又叫慢肌纤维，主要起稳定作用，可以使关节长时间固定而不会疲劳，这些肌肉适合耐力型训练。保持背部挺拔的竖脊肌和肩袖肌群就是1型肌纤维，这些小肌群没有办法在大力量训练后快速提升力量。好的方法就是小力量、长时间、多次数地去训练。芭蕾舞演员和军人与天天伏案工作或天天躺在沙发上的人相比，气质好了不知道多少倍，这就是背部挺拔的优势。如果你正在为此懊恼，不用担心，只要你愿意，一些小小的生活习惯，就能产生奇迹。从简单的生活习惯入手，行得正，坐得直，对背部的锻炼可以起到至关重要的作用。有的人会问，那既然这些生活习惯就能搞定，还练什么呢？当然要练，只有背部有力，在挺直背坐或站的时候才不会累，才能达到真正的直。

脊柱中轴是一节一节的脊椎，它们连起来就像一条美女蛇，既要有优雅灵活的"S"曲线，还得有力地拉住身体前侧的重量，努力向上。而肩胛骨就像翅膀，在带动手臂活动的时候，既要把翅膀紧紧地贴在背上，还要能灵活地扇动。因此，保持有力，还不失灵活，就是背部锻炼的要义。下面就介绍一些锻炼背部的方法。

第一阶段 初级动作

AY

这是一个简单至极的抬手动作。吸气时，沉肩，手臂旋转向外，直到掌心朝外，虎口朝后，这时肩胛骨之间收紧靠拢。呼气时，双手由斜前方向上高举至头顶，腹部收紧，停留 2~3 个呼吸，重复 3~5 次。这个简单的动作可以锻炼到上背部。但就是这么一个普通的动作，在日常的生活中，也许都没有人能做到。一天内，甚至一次双手超过头顶的动作都没有，可以反思一下自己的状态，多做这个动作。平时也可以自己检测一下背部是否健康，把背部伸展开来，双手垂直指向天空，若身体没有任何不适，则说明背部是健康挺拔的。

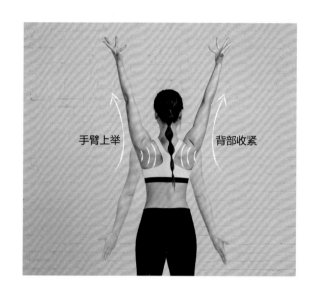

手臂上举　　背部收紧

YW

双手上举过头顶，手掌往里侧旋转，肩部下沉，吸气时挺胸，呼气时双肘垂直下拉，直至低于肩膀。在做这个动作时，尽量让肘部向前，手掌向后，肩胛贴近背部，腹部尽量收紧，使背部看起来更轻薄。

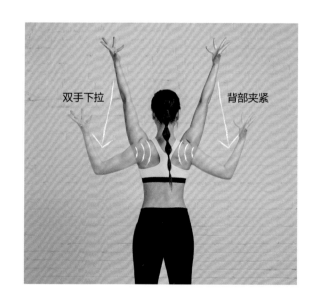

双手下拉　　背部夹紧

基本背部伸展（Basic Back Stretch）

　　伏案工作久了，刷微博、微信久了，肩颈背多少会有不适，这时可以做这么一组动作，可以起到立竿见影的缓解作用。这是高效简单的基础动作，也是给朋友分享最多的美背训练。吸气时，双腿伸直，脚面压地，脚跟向上，臀部微微收紧，大腿内侧内收，肚脐上提，离开地面，肋骨下缘压紧地面。呼气时，从头部开始一点点抬起上半身直至胸口离开地面，肋骨下缘仍然贴住地面，双手顺着裤缝，带动肩膀伸向脚尖方向，后背肩胛骨收紧，两侧肩膀和头部在一条直线上，向前方延伸，确保胸部伸展，背部用力。此动作重复进行 6~8 次，最后一次可以尝试在动作顶端停留 3~5 个呼吸，然后休息。在做这个锻炼时，整个后背都可以练习到，尤其是上背部。如果感觉下背压力大，可以检查一下肚脐是否上提，腹部是否收紧，当然也可以把身体放低，降低强度，将力量转移在上背部。

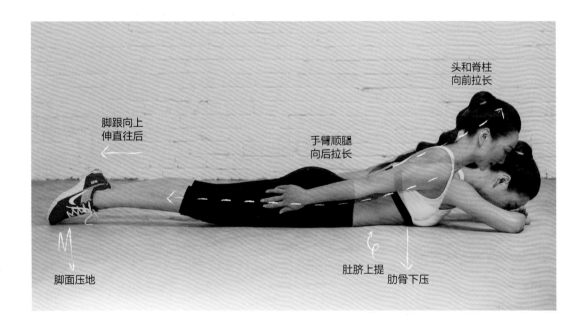

脚跟向上
伸直往后

脚面压地

手臂顺腿
向后拉长

头和脊柱
向前拉长

肚脐上提　　肋骨下压

第二阶段 中级动作

坐姿脊柱卷动（Sitting Roll Up）

　　这个动作可以帮助脊柱恢复柔韧性，激活背部的小肌肉群。吸气时，头和脊柱挺直往上，双手向前平举，与地面平行。呼气时，像一根竹子，从头顶开始一点点卷曲拉向前，找脚跟延伸的方向。再次吸气时，手触脚尖，抬头挺胸，保持下脊背尽可能挺直，延伸向上。呼气时，腹部收紧，像竹子一样从下背开始一点点沿原路直立还原。

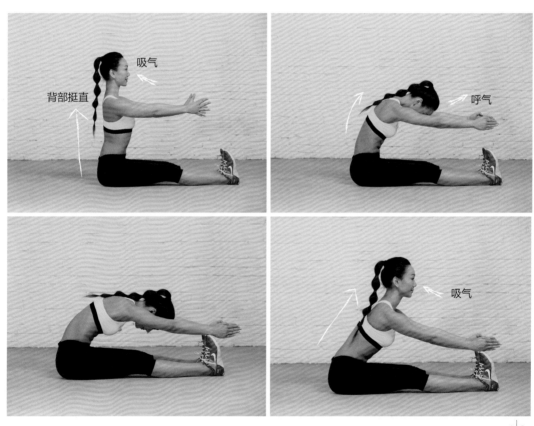

$$\begin{array}{c|c} 1 & 2 \\ \hline 3 & 4 \end{array}$$

Tips

如果腿后侧的柔韧性不够，就可以选择屈膝做这个动作。

坐姿拉背
（Sitting Poll Back）

这个动作可以给背部添加阻力，加速收紧后背。若没有弹力带，则可以选择毛巾来做，只需要维持右图的动作，做静力的停留使背部一直收紧用力，效果也很好。吸气时，屈腿，后背挺直。呼气时，腹部收紧，肩膀下沉，双手夹紧身体侧面，背部带动肘部后拉，直至后背肩胛尽可能收紧。

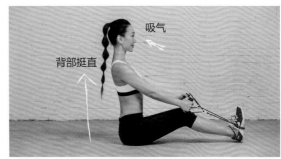

吸气
背部挺直

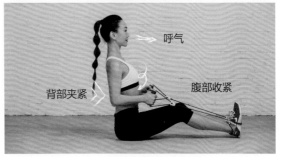

呼气
背部夹紧
腹部收紧

$\frac{1}{2}$

基础泳式
（Basic Swimming）

这个动作在做的时候可以想象自己在水中游泳。吸气时，头和双手延伸向前，脚尖和肩膀延伸向后，腹部收缩向上。呼气时，保持躯干尽量不动，同时抬起左手和右脚，左手尽量向前延伸，右脚尽量向后延伸。接着自然呼吸，依次交换异侧手脚。如果能让躯干平稳，手脚交替协调，呼吸畅通，可以试试让双手双脚悬空的泳式，也许你会喜欢这样的感觉。

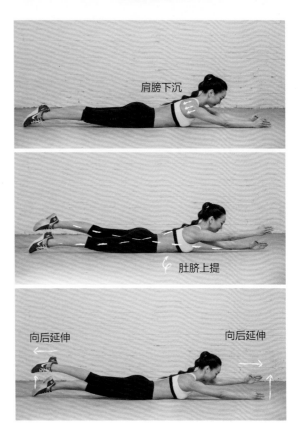

肩膀下沉

肚脐上提

向后延伸　　　　　　　向后延伸

1
2
3

第三阶段 高级动作

力量眼镜蛇
（Cobra with A Pose）

前脚掌压地，脚跟向上，腿部尽可能延伸。吸气时，背部拉起上半身，从头顶开始延伸。呼气时，加强收腹，手掌向外，手臂伸直找脚跟。再次吸气时，屈肘，双手向下压，肩背往后夹紧。呼气时，保持微屈肘，肩和手掌下压，头顶和胸部上提。重复两三次，每次在最后动作停顿3~5个呼吸。做这个动作时，可以感觉到背部力量穿透胸腔，推动胸口一直向上。

在做这组动作时，注意让头尽量伸向天空，肩膀和手掌压向地面，而胳膊始终微曲，大臂向内夹紧腋下，让力量全部转移到背部和手臂后侧的肌肉上，而不是用关节伸直的力量顶起身体。初次练习的朋友可以把手掌移到肩膀下方，甚至更前，先找到动作的感觉，然后再一点点加大动作幅度。当能轻松地完成标准动作时，整个姿势在做的时候会看起来很优雅。

每组练习结束，回到图5的婴儿式，放松后背和脊柱。

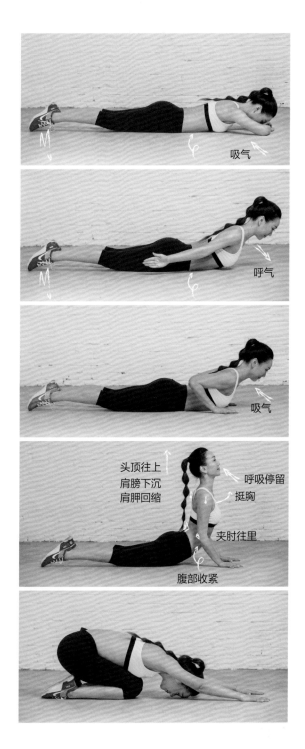

吸气

呼气

吸气

头顶往上
肩膀下沉
肩胛回缩
呼吸停留
挺胸
夹肘往里
腹部收紧

1
2
3
4
5

新月开胸式
（弓步下拉手臂）
（Chest Stretch Lunge）

这个动作简单易操作。在平时工作、生活的间歇，随时随地可以做一组，会使呼吸都变得畅通。吸气时，双手上举超过头顶。呼气时，想象手里拉着一个来自天空的弹力绳，然后夹背挺胸下拉，确保肋骨收回，腹部收紧，在右图的时候停留 3~5 秒，休息，重复 2~3 次，左右交换，完成 1~2 组即可。

$\dfrac{1}{2}$

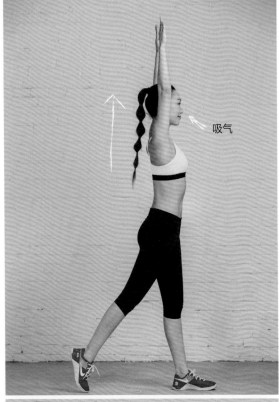

吸气

Tips

这组动作来自瑜伽练习，在做的过程中，身体前侧可随呼吸节奏一起伸展，背部越能感觉到力量，胸腔就越开阔，不过注意一切以腰颈部舒适为宜。

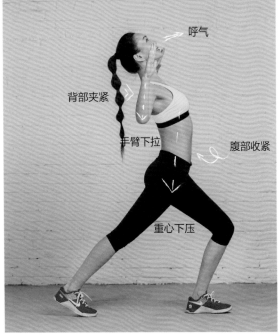

呼气

背部夹紧

手臂下拉

腹部收紧

重心下压

自由泳式（Freestyle Swimming Pose）

吸气时，整个后背用力，拉起身体，像漂浮在水面上一样，双手和双脚抬起，让脚跟和臀部最高点在一条直线上，同时保持肚脐上提，减少下背部的压力。呼气时，左手臂后摆指向脚尖，眼睛看着脚尖，待手臂感觉微酸时，可换右手臂做这个动作。注意，背部应始终用力，帮助身体稳定地漂浮在"水面"上。

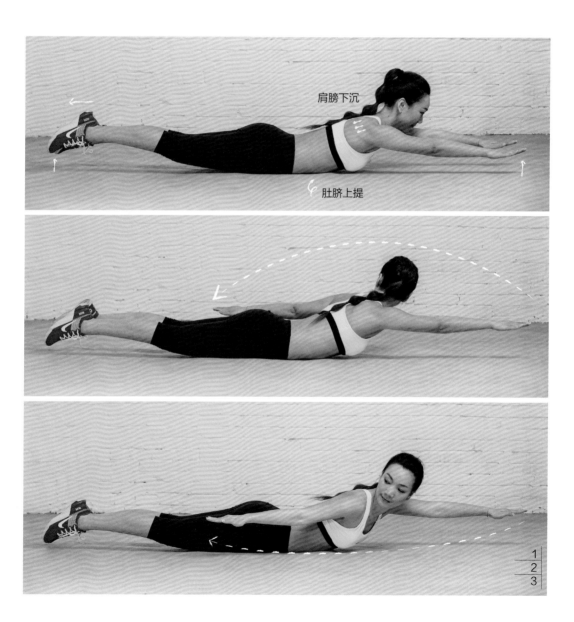

肩膀下沉

肚脐上提

1
2
3

放松婴儿式（Baby Pose）

婴儿式是经典的放松姿势。这个动作可让心脏高于头部，给头部供给更多的新鲜血液，这样有助于放松神经，调节身体和头脑，使其恢复能量。深呼吸，臀部后坐找脚跟，头和肩膀放松下沉。在每组锻炼结束后，可以做婴儿式动作放松背部，一般可以停留 3~5 个呼吸，甚至更久。或者在每个动作结束，感到背部酸胀时，也可以用这个动作恢复调整。

当把背部体态的基础调整好后，脊柱便稳定而不失柔韧性，而且背部会看着更挺拔，也可以尝试更多的锻炼方式，通过不同的方向和不同的负重的拉的动作，让背部更加结实有力。

每个背部练习结束，都可以用此动作放松舒缓。

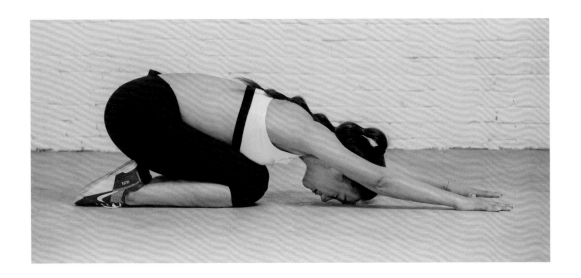

Tips

背部训练结合第一章的优雅体态的动作，能非常好地对抗久坐和不良姿态带来的各种背部问题，适用于不同级别的练习者，也推荐给大家进行每日练习。动作从初级开始，一点点进阶，对于希望背部力量更强大和改善背部形态的人来说，可以增加弹力带、杠铃等其他的重量和阻力训练，但这些动作仍可用在增强阻力训练之前，为美背打下坚实的基础，也让脊背更安全。

SECTION2

第二节 营养密码
运动前、中、后的饮食补充

　　经常运动的人也纠结怎么吃饭的问题，最苦恼的就是运动后到底能不能吃饭。研究表明，运动后应尽快进餐，最好是在运动后 30 分钟内补充易吸收的碳水化合物，迅速补充糖原储备。因为这段时间肌肉补充能量的能力最强，可为下一次训练做好充足的能量准备，提高瘦体重，稳固锻炼成果。运动后 30~90 分钟补充蛋白质和碳水化合物的混合物，增加吸收率，让身体恢复速度加快。运动后的饮食属于加餐，也就是说在原总热量的情况下多摄入营养价值高、热量低的食物，但是在食材上究竟该如何选择呢？

　　运动后到底怎么吃？

　　运动后补充能量的最佳方法是，补充适量的优质蛋白质和中高 GI 碳水化合物。正常储存在肌肉和肝脏中的糖原耗竭后，补充碳水化合物能对它进行补充，而蛋白质有助于对运动后疲劳的肌肉进行重建，所以应尽快补充这两种物质。

　　关于碳水化合物的补充，必须认识一个很重要的概念——GI 值。GI 值是指升糖指数，用来衡量食物中碳水化合物对血糖浓度的影响，也就是当我们将食物吃进体内两小时内（相对于吃进葡萄糖时）使血糖升高的比例。对于运动后的营养补充来说，并不是所有的碳水化合物都一样，高 GI 的食物进入胃肠后消化快，吸收率高，葡萄糖释放快，也就是血糖升指数高。低 GI 食物在胃肠中停留时间长，吸收率低，葡萄糖释放缓慢，简单说就是供能时间长，不容

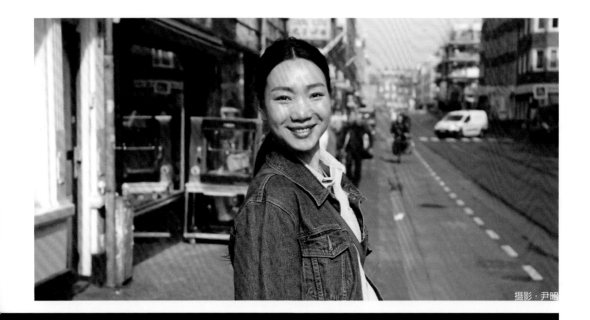

易饿，中高升糖指数、低浓度碳水化合物有助于在运动后帮助人体快速恢复体能，提升运动表现。而从健康的角度看，长期在饮食中选择低糖指数的食物对于减重效果更好。

低 GI 食物：GI 值 ≤ 55

中 GI 食物：55 < GI 值 < 70

高 GI 食物：GI 值 ≥ 70

而优质蛋白质含有人体所需的全部必需氨基酸，又叫完全蛋白，更容易被身体消化吸收，例如鸡蛋、牛奶、酪蛋白、乳清蛋白、大豆蛋白。研究表明，对于努力减重的人来说，蛋白质有助于保持瘠瘦肌肉，确保减重主要减少的是脂肪（Phillps,2006 年）。但也不是说可以无限量地摄入蛋白质，因为摄入量超过某个数值后，过量的蛋白质会转化为脂肪而储存在身体里。建议在30 到 90 分钟内补充蛋白质和碳水化合物为 1：2 比例的食物。推荐一个能帮助我们一眼看出自己需要的份数的食物表格，从中挑选喜欢的食物就好了。

推荐的食物：一杯 250ml 左右的水果奶昔（水果份量参考"分份参考表"的 1 份），1 份鸡蛋玉米沙拉，2 个鸡蛋白，2 把玉米粒。

运动中怎么吃？

运动中尽量不要补充食物。但如果出现头晕低血糖的现象，可即时补充高 GI 碳水化合物，这样能快速恢复血糖。推荐含糖运动饮料（碳水化合物浓度在 6% 左右，例如，一般的运动饮料含碳水化合物在 6%~8%），尽量摄入液态状食物或饮料，避免难消化吸收的脂肪和膳食纤维。

运动前怎么吃?

运动前可吃一些零食，对提升运动效果有很大的帮助。在这之前需要先了解一下三大供能物质进入肠胃后的消化吸收速度。一般，碳水化合物的消化吸收速度约 1 小时，蛋白质约 2 小时，脂肪约 3~4 小时。

也就是说，在吃饱的情况下，食物也会在约 4 小时后都消化吸收完毕。很多人选择在下午 6 点左右去运动，如果下午 1 点吃的饭，那可以推算出来，下午 5 点时所有的食物在肠胃已经排空，也就是会开始感觉饿了，如果在这时去运动，就有可能导致低血糖，出现头晕的现象，因此在两顿正餐之间可以加餐，补充碳水化合物含量较高的食物，以便更大程度地增加可利用的血糖量。根据食物的消化吸收速度，可选择符合碳水化合物的中高 GI 食物，和容易消化吸收的优质蛋白质，避免脂肪和膳食纤维含量高的食物，这样可以提高身体的耐受力，还不会增加肠胃的负担。例如低脂酸奶能量棒、面包片配低脂花生酱，如果之前来不及加餐，临至运动前感到身体肌饿，血糖低，可进食一些中高 GI 的碳水化合物，例如鲜榨果蔬汁、运动饮料、燕麦棒。最好在运动前一小时或更短的时间内进食，推荐的食物有牛奶麦片、香蕉、葡萄干蛋糕。但要注意，正餐后两个小时内不宜做运动。

注：数据来源于 Wendy Ba Zilian, Dr. PH,MA,RD。

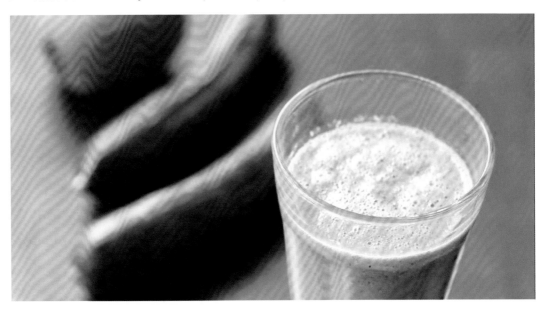

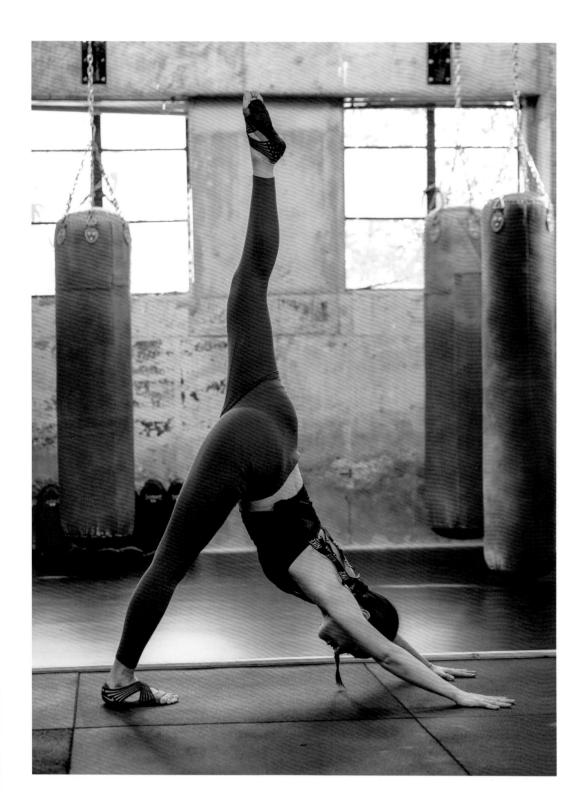

SECTION3
第三节
一日三餐营养搭配

蛋白质（9 份）

鲢鱼手掌心大小 1cm 厚 1
份（4 份）

牛奶或豆浆 250ml（1 份）

酱牛肉 1cm 厚的 2/3 个
掌心大小 1 块（4 份）

碳水化合物（11 份）

熟杂粮饭 1/2 拳头大（2 份）

杂粮饼 1 张（2 份）

拳头大小土豆 1/2 个（1 份）

全麦面粉 1.5 茶匙（1 份）

苹果 1 个（2 份）

橙子 1/2 个（1 份）

胡萝卜
香菇
木耳　（1 份）
彩椒
时蔬任意搭配

优质脂肪（12 份）

牛油果 1 个（2 份）

山茶油 2 茶匙（6 份）

橄榄油 1/2 茶匙（1 份）

杏仁 6 颗（2 份）

黑芝麻 1 茶匙（1 份）

注：牛奶或豆浆 250ml 中同时含有 1 份碳水化合物。

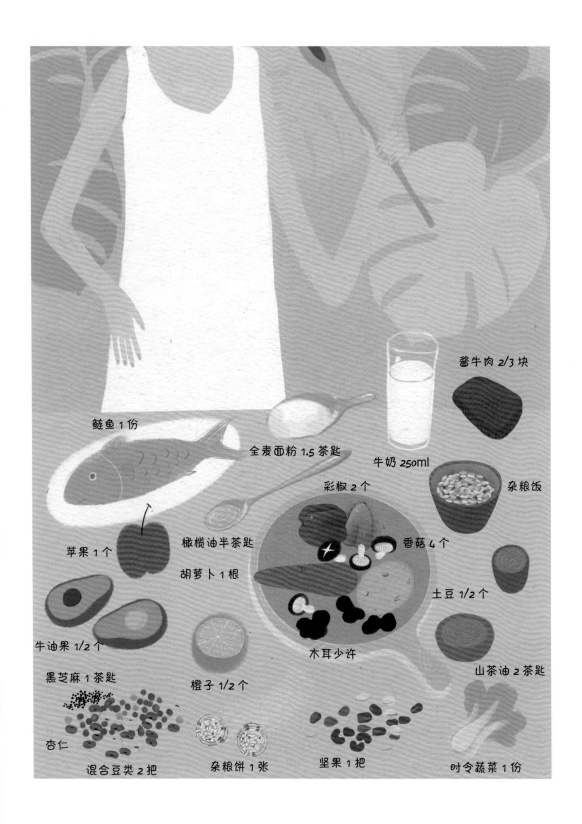

鲢鱼 1 份

全麦面粉 1.5 茶匙

酱牛肉 2/3 块

牛奶 250ml

彩椒 2 个

杂粮饭

橄榄油半茶匙

香菇 4 个

苹果 1 个

胡萝卜 1 根

土豆 1/2 个

牛油果 1/2 个

木耳少许

山茶油 2 茶匙

黑芝麻 1 茶匙

橙子 1/2 个

杏仁

混合豆类 2 把

杂粮饼 1 张

坚果 1 把

时令蔬菜 1 份

B R E A K F A S T

早餐

素炒杂粮饭 ⎱ 杂粮饭 1/2 拳头大 + 彩椒
1/3 个 + 胡萝卜 1/3 根 + 芹
菜 1 截 + 黑芝麻 1 茶匙 +
山茶油 1 茶匙

牛奶 250ml

苹果 1 个

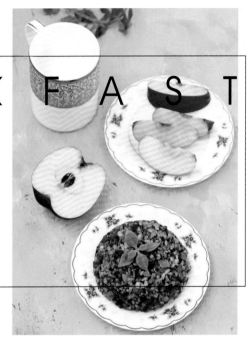

素炒杂粮饭

材料

主料：杂粮饭 1 份。

配料：彩椒 1/3 个、胡萝卜 1/3 根、芹菜 1 截、
黑芝麻 1 茶匙、山茶油 1 茶匙。

调料：盐 1/2 茶匙。

准备：胡萝卜、芹菜、彩椒分别切小丁。

做法

1. 锅中放山茶油，烧热后放入各种蔬菜丁。

2. 翻炒 1 分钟左右，放入杂粮饭，加盐，翻炒均匀。

3. 撒黑芝麻，炒匀出锅。

心得分享
1. 配菜可根据个人喜好更换，但必须是健康的绿色蔬菜。
2. 杂粮饭放入后，尽量翻炒至饭粒松散的状态。

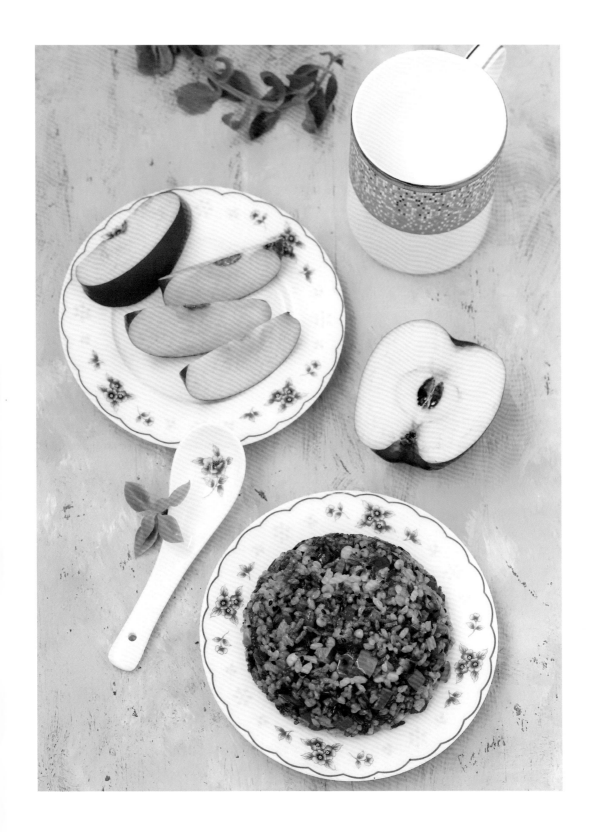

L U N C H

午餐

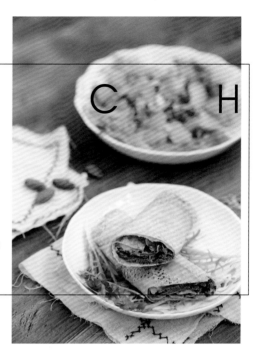

牛肉杂粮卷 ⎰ 杂粮饼 1 张 + 牛油果 1/2 个 + 酱牛肉 1 份

果蔬沙拉 ⎰ 橙子 1/2 个 + 杏仁 6 颗 + 牛油果 1/2 个 + 时蔬 + 橄榄油 1/2 茶匙

牛肉杂粮卷

材料

主料：杂粮饼 1 张、酱牛肉 1 份。

配料：牛油果 1/2 个。

调料：盐 1/4 茶匙、黑胡椒粉 1/4 茶匙。

准备：酱牛肉切片，牛油果压成泥。

做法

1. 在牛油果泥中加入盐和黑胡椒粉，拌匀。

2. 将牛油果泥涂在杂粮饼上，再放入酱牛肉片。

3. 将杂粮饼顺着一端卷起，再对半切开。

心得分享
1. 如果酱牛肉中含有盐分，注意调整牛油果中盐的用量。
2. 卷饼时注意卷紧，不然切开后容易散。

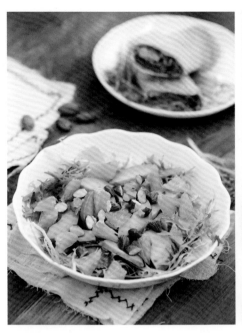
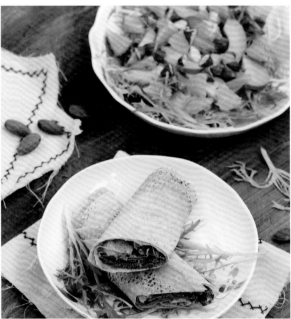

果蔬沙拉

材料

主料：牛油果 1/2 个、苦菊 1 棵、橙
子 1/2 个。

配料：杏仁 6 颗、橄榄油 1/2 茶匙。

调料：盐 1/2 茶匙、柠檬汁 1 茶匙、
醋 2 茶匙。

准备：牛油果横向切片，橙子剥出橙肉，
杏仁切粒。

做法

1. 将盐、柠檬汁、醋和橄榄油混合，作
   为沙拉汁待用。

2. 盘中依次放入苦菊、牛油果片和橙子
   肉，淋入沙拉汁。

3. 撒上杏仁粒，吃之前拌匀。

DINNER

晚餐

清蒸花鲢鱼 ⎰花鲢鱼半斤左右

杂蔬土豆丸子 ⎱土豆 1/2 个 + 胡萝卜 1/2 根 + 木耳 4 朵 + 香菇 2 朵 + 全麦面粉 10g + 山茶油 1 茶匙

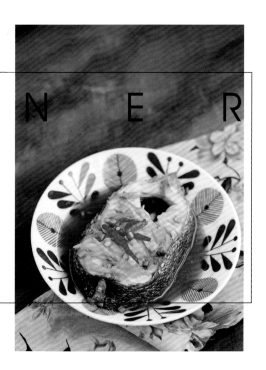

清蒸花鲢鱼

材料

主料：花鲢鱼半斤左右。

配料：葱 1 截、干辣椒 1 个、姜 1 块。

调料：料酒 2 茶匙、盐 1/2 茶匙、蒸鱼豉油 1 大勺。

准备：葱、姜、干辣椒分别切丝。

做法

1. 花鲢鱼淋上料酒，抹一层盐，腌制 20 分钟。

2. 腌好的鱼放入盘中，表面铺上葱丝、姜丝和干辣椒丝。

3. 锅中加水，烧开后放入鲢鱼，蒸 8 分钟。

4. 出锅后倒掉蒸出的水，淋上蒸鱼豉油。

心得分享

1. 鱼在蒸之前腌制一会儿，可以去腥，同时也更入味。

2. 蒸出的水倒掉，这样吃起来不会太腥。

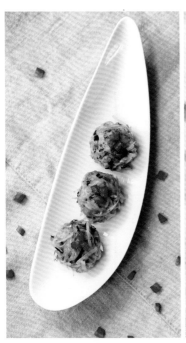
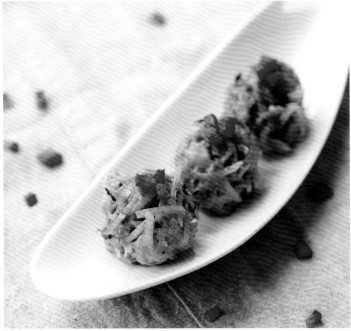

杂蔬土豆丸子

材料

主料：土豆 1/2 个。

配料：胡萝卜 1/2 根、木耳 4 朵、香
菇 2 个、全麦面粉 1.5 茶匙、
山茶油 1 茶匙。

调料：盐 1/2 茶匙、黑胡椒粉 1/4 茶匙、
辣椒粉 1/2 茶匙。

做法

1. 将土豆丝和胡萝卜丝分别焯烫后混
   合，挤去多余水分，放入木耳碎、香
   菇碎和全麦面粉，再加入盐和黑胡椒
   粉，充分拌匀，捏成 15g 左右的丸子。

2. 蒸锅加水，烧开后放入丸子，大火蒸
   10 分钟左右。

3. 炒锅放入山茶油，烧热后熄火，放入
   辣椒粉混合均匀，趁热淋在土豆丸
   子上。

心得分享
1. 土豆丝和胡萝卜丝要先用沸水烫软，否则不易造型。
2. 全麦面粉的加入是为了增加食材的黏合度。
3. 不吃辣的话最后一步可以省略。

SECTION4

第四节 心灵分享

少即是多，过好自己的减法生活

    和何穗认识四年多了，她是超模，我是健身教练。只因为要拥有美好的身材，而开始了我们彼此之间的交集。我对她是没有免疫力的，因为她虽然身体柔弱可是禀赋极高，撒娇卖萌样样精通，所以对她是又爱又心疼，总是狠不下心来训练，因而总是时断时续，而且不到维密秀前我是很难"逮到这只仙鹤"的。头两年基本是在大秀前半个月才能见到本尊，2016年，她提前了近三个月来找我，开始规律训练。而现在她除了规律的来健身房，还在家里做划船机的心肺训练。她从小就体弱多病，因此很多时候训练要看身体状态，但是令我开心的是，她从来不用我监督，自己知道自己想要什么。我在偶尔刷微博、微信朋友圈的时候，看到其他人有好多活动，但她却没怎么去。有次她无心地说，推掉一些通告，是为了保证自己的状态。用她自己的话说，我们要"舍得"，适当做减法。而踩着这样的节奏，她被更多人认识喜欢，连续6年走维秘秀，成为中国超模走秀最多的一位，综艺、电影、代言也全面开花，一路得到越来越多的认可，但她却却依然云淡风清，而且接地气地和大家一起锻炼、吃饭，做自己想做的事。

    2013年认识了何穗，不得不说"何老师"是我的命中贵人，她是一个世界排名前13的超模，但完全没有架子，甚至会考虑我上课前有没有吃饭，课后怎么回家。记得那时候正是我职业生涯的迷茫期，面对现实冲击而经常疲惫地无力招架，细心如她，帮我介绍客户，甚至帮我谈好价格，还帮我找机会和其他媒体、品牌合作，不遗余力地在微博等社交网络进行推广。每个人在这个繁

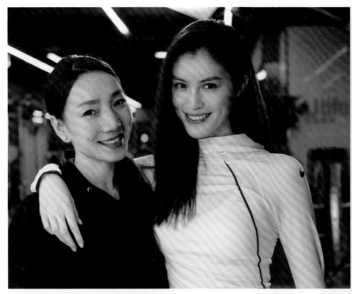
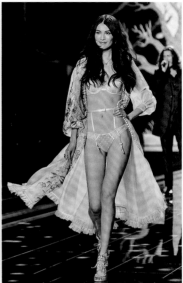

忙的都市都不易，能愿意去感受身边人的处境，并耐心帮助，得要多大的善良呀。因此，我非常感恩于与她的相识，并且用我的专业呵护好她也成为我最大的心愿。

也正因为这样的想法，从小敏感的我会特别紧张她的一举一动，例如，在给她训练的时候会考虑私密性，而给她安排单独的房间，平时说话也小心翼翼，这样持续了两年。有一天，她借着吃饭的时间开玩笑说，"Jessica，来，轻松一点，不要把自己逼太紧，把别人看太重，这样大家都会舒服很多。"那一刻，我才知道，原来当我们处于紧张的状态的时候，周围人是能感知到的，才知道自己内心的放松会让身边的人更舒适，之后每次自己和人相处紧张时，都会记起穗的提醒，"放轻松，减掉那些没必要的思想负担"。随着时间的推移，这个"减法"做得越来越彻底，穗没有"偶像包袱"的减法状态让我和身边人都放松下来，我也在与人相处中更加"如鱼得水"。

时间瞬间划过，转眼到了2017年，穗已成为自己和家人的"健身教练"，我也有了自己的健身品牌，开始出自己的书，有更充盈的内心，还有更多的可能性，感恩于生活的给予和身边人的帮助，更感谢"减法生活"的状态。不管是对事还是对人，准备好了就迎难而上，如果没有准备好，我们可以放过自己，下次再来。而多年之后我才领悟到与人相处的"减法"极致就是不卑不亢。

"减法"听起来是变少了，其实我们都在"减法"里收获的越来越多……

少即是多！过好自己的减法生活。

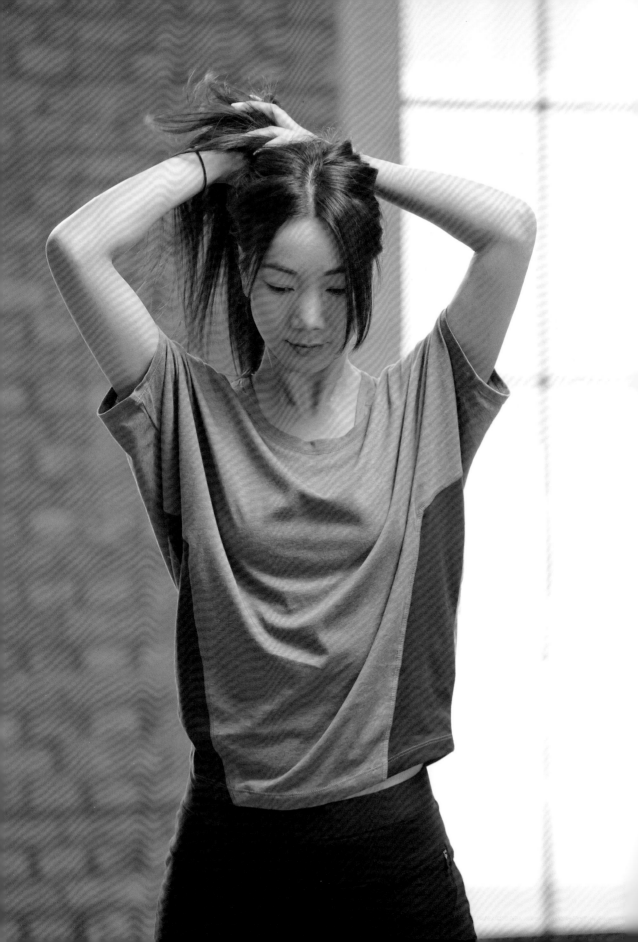

PART6

第六章
休闲快乐的周六
能量日

匆忙过完五天的工作日，终于到了期待中的周六，这一天可以好好享受生活，可以好好调整自己，可以好好犒劳自己。深深地吸气，慢慢地呼气，让自己慢下来，让自己彻底放松下来。当我们越想快速奔跑时，就越应该学会好好休息，享受一周忙碌后的休整，然后积蓄能量，轻装上阵！

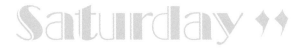

Saturday

SECTION 1

第一节 运动主题
美胸秘籍

关于做胸部运动乳房会不会变大、做有氧运动乳房会不会变小这些事，一直是女生最常问的问题。其实，做胸部运动，乳房体本身并不会变大，但胸肌却可以通过力量训练而变大。而且，做有氧运动时，乳房体也不会变小，但乳房体下面的脂肪会变少。所以要想拥有紧实有型且罩杯大的胸部，除了运动，只能看看自己的基因了。

正是因为知道了乳房体练了也不会变大这个真相，所以很多女生就失去了动力，不爱练胸。但男生没有这个苦恼，因此一直孜孜不倦地练着胸肌。有的女生会在健身房默默欣赏一下男生的大胸肌，充满羡慕的眼神。实际上没必要羡慕他们，我们也可以做到！而且做了胸部运动后，胸肌能承托住胸部的重量，使胸部皮肤紧实，美感也会直线上升。

对于女生来说，练胸肌比男生难，而且很难找到感觉，因为胸肌的练习都要通过手臂的运动来参与完成，这就变成了一种挑战。通常，女生的手臂力量比较弱，

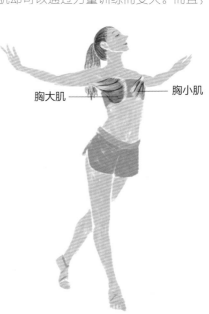

胸大肌 —— 胸小肌

胸部解剖结构图

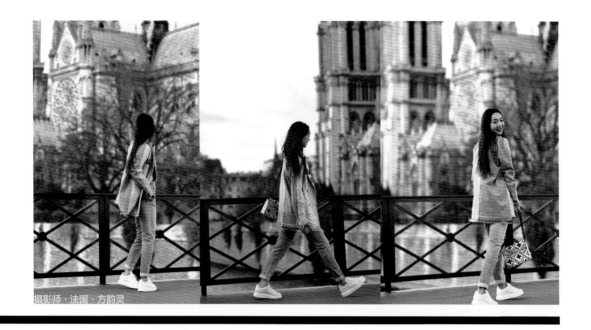

摄影师·法国·方韵灵

如果过度运动还会时不时冒出来手腕伤痛的问题，从而阻碍练习，所以不要着急直接去练力量和重量，应该循序渐进。良好的体态、稳定的肩袖肌群、灵活的肩关节和胸椎是基础，有了这些，身体便会处于一个比较好的状态，训练胸部时，更容易使胸肌发力，更容易训练出漂亮的胸部形态。

如果想解决胸部问题就只是练习胸肌力量的话，很容易陷入"头痛医头，脚痛医脚"的尴尬循环里。其实，任何的美都是由于局部和整体的协调配合而塑造出来的。排除外力的改变，只是从天然入手的话，要回到第一章的体态问题中，例如含胸驼背、端肩扣背就是胸部漂亮的大障碍，当出现这样的体态问题时，最重要的不是去练习胸肌，增加力量、维度，而应该先调整体态，然后通过第四章的训练，让背部有力量，帮助身体挺拔起来，让肩膀打开，让胸肌充分伸展。只有做好这些，胸部训练才会练习到正确的位置上，而正确的位置练习动作是一切训练的基础。好的体态就是正确位置，就是练习的基础，不然就会出现想练胸肌却练就两块斜方肌上束的结果，最后使脖子两边的肌肉鼓起来了，胸肌却没什么变化，这都是体态基础没有调整好导致的。另外，胸肌的锻炼还包括比较重要的胸椎的灵活性的锻炼。一般来说，胸椎更多的功能是帮助身体做旋转，而很多人之所以有腰部的问题是因为胸椎的旋转灵活度不够，所以腰部一直要旋转，但腰部更多的功能是帮助身体前屈后伸，因此一旦做了它不擅长的旋转功能，久而久之腰部就罢工了。所以让胸部挺拔漂亮，一定要做到脊柱健康，同时改善胸椎灵活的练习也是必修功课。

有了这些认识，在练习胸之前，都好好检查一下体态，待调整好体态再开始练习。最好经常进行反复的检查和修正，这样才能更好地了解自己，作出更适合自己的决策。下面就逐步练习一下可以美胸的动作。

第一阶段 初级动作

在初级动作的训练中，可以通过不同角度的伸展，帮助肩关节囊和胸肌进行伸展。这些是最基础的胸肌发力模式，可以在保持好体态的情况下，训练胸肌的发力模式。

开胸伸展呼吸
（Chest Stretch with Breath)

站立，双手置于身体后侧，掌心相对，十指交叉。吸气时抬头挺胸，双手臂顺着臀部下压，上背两边肩胛靠近，胸腔打开，肋骨回收，腹部收紧，呼气时放松。保持 3~5 个呼吸。

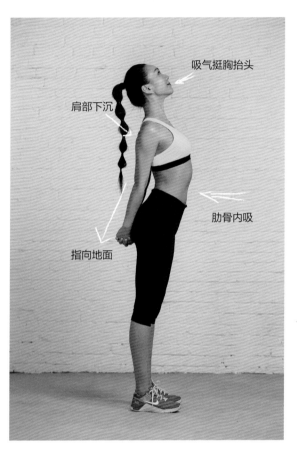

吸气挺胸抬头

肩部下沉

肋骨内吸

指向地面

跪姿胸背伸展
（Kneeing Prone Stretch）

跪坐，挺胸抬头，双手置于腿上，吸气时身体重心前移，双手手掌贴近地面，臀部抬起，移动到与膝盖垂直的地方，双手臂打开，沉肩，用胸口和下巴找地面，呼气时放松。保持 3~5 个呼吸。

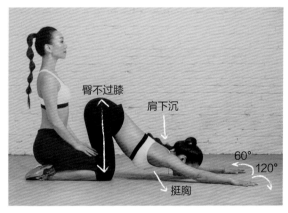

臀不过膝

肩下沉

挺胸

60°

120°

合掌推（Palm-Push）

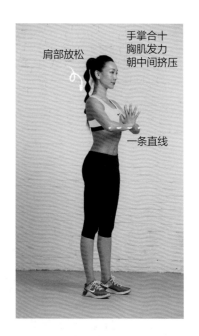

盘坐或站立，保持背部挺拔，肩膀下沉，双手在胸前合十，小臂成一条直线，用胸部肌肉发力，带动手臂轻轻往里推动挤压。保持 3~5 个呼吸，重复 6~8 次，做 3 组。

第二阶段　中级动作

在这个阶段中加入了胸椎旋转度的训练，这样可以让胸椎变灵活，也能激活后背。而夹胸推的动作从不同的角度激活了整个胸肌，之后的俯卧撑是通过自我体重来做抗阻力训练的，这些看起来似乎都很容易的动作，如果能标准地完成，也是对胸肌力量的一大挑战。

跪姿胸椎旋转（Kneeing T-Spine Rotation）

双手、双脚支撑地面，手臂在肩膀的下方，膝盖在臀部的下方，头和脊柱朝前，肩膀和臀部朝后。一侧手臂弯曲，将手掌轻轻地置于耳侧，吸气时，用弯曲的胳膊找伸直的胳膊。呼气时，伸直的手掌推动地板向下，弯曲的胳膊朝向天空，旋转打开时，保持骨盆尽可能稳定不动。注意，肋骨内收，腹部收紧。在最高点停顿 1~2 秒，练习 6~8 次，换侧完成。

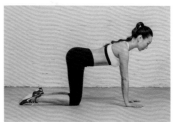
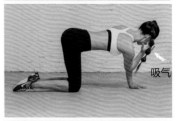
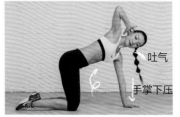

坐姿夹胸推（Palm Anti-Push）

　　盘腿坐，保持背部挺拔，双手在胸前合十。吸气时，手指指尖指向前方。呼气时，想象手掌中夹着一张 A4 纸，胸部肌肉发力，往中间挤压，向前推出，停顿 1~2 秒，重复 6~8 次，做 3 组。

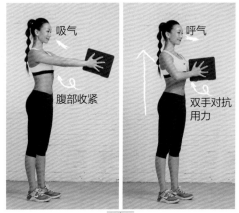

1 | 2

跪姿俯卧撑（Kneeing Push-ups）

窄距俯卧撑

　　身体保持标准的屈膝直臂平板撑，双手手掌的位置略宽于肩。吸气时，保持身体稳定并慢慢下放，轻轻地落在地面上，然后双手离地，呼气收腹，保持身体尽可能成一条直线推起。采用吸气 4 秒落，1 秒在地面停顿，1 秒推起的节奏进行，也就是常说的 4-1-1，强调离心收缩，同时帮助肩带稳定，刺激胸肌更好地发力。能标准完成一个动作之后，慢慢叠加至力竭，重复 3 组。

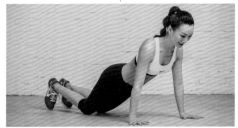

1 / 2

宽距俯卧撑

　　和窄距俯卧撑相比，宽距俯卧撑对胸肌的挑战更大。双手宽度约两倍肩宽，手指朝前，手掌贴紧地面，吸气时稳定身体，呼气时缓慢向下，直至手肘成约 90°。如果能力可以，继续向下至离地面一拳的距离，同样采用 4-1-1 的呼吸节奏。推荐图中使用的小工具，可在支撑时练习握力，以减小手腕受伤的概率。

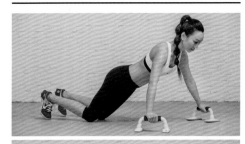

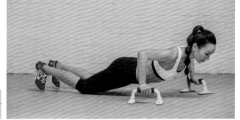

1 / 2

第三阶段 高级动作

这个阶段就进入了加强版的胸肌伸展方式，下面这些动作同时提高了对胸肌不同角度和强度的挑战。

蝎子式胸肌伸展（Scorpio Stretch）

俯卧，双手臂打开，略高于肩膀 15°~30°。吸气时，抬头挺胸，手掌轻压地面，一侧腿部抬起，像蝎子的尾巴一样，跨越身体中线向后，抬起腿的同侧手臂弯曲，手掌轻推地面，加强伸展肩关节和胸肌，停顿 1~2 秒，然后换侧完成，重复 2~3 组。

$$\frac{1}{2}\left|\begin{array}{c}3\\4\\5\end{array}\right.$$

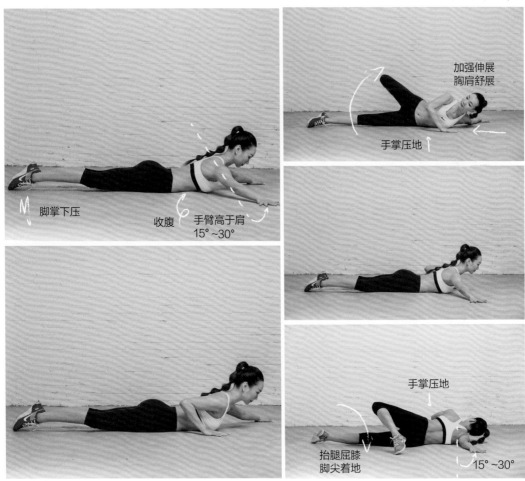

加强伸展
胸肩舒展

手掌压地

脚掌下压

收腹　手臂高于肩
15°~30°

手掌压地

抬腿屈膝
脚尖着地　　　　　　15°~30°

跪姿宽窄俯卧撑（高低俯卧撑）
（Kneeing Various Push-Ups）

保持标准跪姿，直臂撑，做准备，一侧手臂肘部内收约30°，另一侧手臂胳膊打开，大臂和小臂成90°角，大臂略低于肩膀接近并小于90°，尝试按照4-1-1的节奏吸气4秒向下落，调整在胸部离地一拳距离的时候，吐气1秒推起停留1秒，也就是慢落、停顿、快速推起。保持标准动作到力竭，然后换侧练习，重复2~3组。

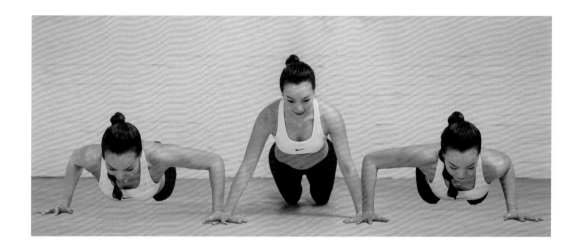

Tips

在练习动作的初期，应更多地把注意力放在稳定上，动作尽量精准、缓慢，找到正确的肌肉发力后，再加强度和速度。同时，心理暗示也很重要，尤其是胸肌训练，女生胸肌本来就弱，又要通过手臂完成，因此练习全程都暗示自己，胸肌发力，减少手臂发力，这样更容易找到动作的精准度。

直腿全程俯卧撑（High Plank Push-Ups）

　　保持标准的直臂撑，手掌支撑位略宽于肩膀，保持 4-1-1 的呼吸节奏，4 秒下落，1 秒在地面或停留在胸部离地面一个拳头的距离，呼气时推地还原。注意，先落地然后起 4—1—1。能完成一个标准姿势后，慢慢叠加，直至力竭。重复 3 组。

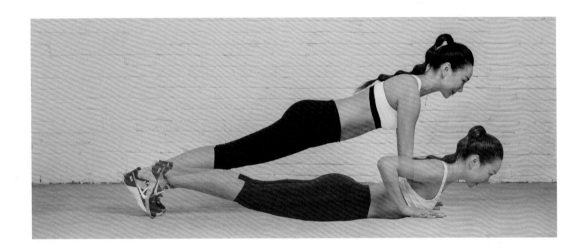

Tips
在练习前期，很难完成全程动作，初级练习者可以用手掌推地，上半身抬起，然后过渡到腹部大腿离地，适应后再过渡到保持身体呈一条直线，胸、腹、腿一起推离地面。

SECTION2

第二节 营养密码

如何补充水分

　　大家都知道，人是"水做的"，成年人的身体内 50%~70% 都是水，如果没有水，人体的存活时间超不过 3~7 天。水虽然不直接提供热量，但却具有很多重要的生理功能。补水在减重和体重管理过程中起着非常重要的作用，无论采用何种节食的方法，减重的初级阶段多半流失的是水分，但因为补水后，称重时会发现体重增加，很多女生便选择少喝水，甚至不喝水。身体在失水的情况下，脂肪细胞代谢降低，循环出现问题，可能会制造短暂的体重降低的假象。水是自然界最好的"利尿剂"，一旦缺水，身体便将其会视为一种生存威胁，然后通过保水机制，将很多水分汇集在细胞，常表现为手脚和腿部肿胀，很多女生会认为这是因为自己喝多了水，但恰恰相反，是因为喝水太少引起的。

　　正常情况下，人体每公斤体重的摄入量约 40ml 水分。以 50kg 体重的女生为例，正常情况下，每天需要补充约 2000ml 水，一瓶矿泉水是 550ml，也就是差不多 4 瓶的量，这也是我们常说的 8 杯水。检查下自己的生活习惯，看看自己一天的补水量够不够。

　　运动前、中、后都要额外补水。

　　如果准备长时间进行剧烈运动，建议运动前提前两个小时补充 500~600ml 水分，大约就是标准的矿泉水瓶一瓶。如果只是进行轻松的活动，可根据自己的训练计划，饮用相应量的水分。

　　运动中的补水应遵循少量多次的原则，推荐每 15~20 分钟补充 90~180ml 水分，也就是

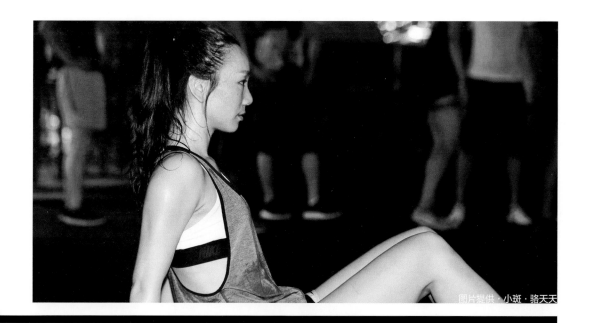
图片提供·小斑·骆天天

常说的一小口。

运动后按 1：（1~1.5）的方法补充流失掉的水分，这个是运动后补水的准则。也就是说，体重减少了多少就要补充比流失掉的水分再多一些的水分，给运动后的身体运转也留足水分。

这里说的补水都推荐纯水，越高品质的纯水对身体越好。在运动中，如果遇到高温或高湿的环境，运动强度大或运动超过一个小时，致身体大量流汗，可适量补充碳水化合物浓度不超过6%~8% 的运动电解质饮料。在体能较弱或之前能量补给不够的特殊情况下，运动中也可以补充浓度特别低的含碳水化合物饮料，不过这个方法不太适合正在减肥期间的人。

需要提醒的是，饮酒、喝高糖饮料或咖啡因饮料都会对水合作用不利。饮酒会伴随水分大量流失，可能会引起脱水。有的人喜欢在运动训练前喝咖啡帮助提高运动表现和加速燃脂，但根据不同人的耐受度和敏感度差异，会伴有不同程度的脱水，建议适量饮用，不能用含咖啡因饮品代替水。高糖饮料是给身体补水的下策，因为高糖会引起血糖飙升，破坏身体平衡，对健康、减重和水合作用都不太好。

有个容易被忽视的问题是关于进餐时的饮水，建议在餐前喝 1~2 杯水，进餐后则限制饮水，即便饮水也是一小口即可，限制在 180~240ml，也就是不超过一杯水的量，如果摄入过多，会稀释胃酸，不利于整个消化过程。

注：出处：NAFC 营养指导师。

SECTION3

第三节
一日三餐营养搭配

蛋白质（9 份）

牛肉 手掌心大小 1cm 厚（4 份）

硬豆腐手掌心大小 2cm 厚（2 份）

原味酸奶 125ml 1 杯（1 份）

鸡蛋 1 个（1 份）

牛奶 3 汤勺 450ml（1 份）

虾皮少许

碳水化合物（11 份）

150g 全麦面粉约 20 汤勺（40 份）

熟杂粮饭团拳头大小 1/2 个（2 份）

熟杂粮面拳头大小（2 份）

水果 1 个（1 份）

红、黄椒各 1 个
香菇 2 把　（1 份）
时令蔬菜 1 份

优质脂肪（12 份）

山茶油 2.5 茶匙（8 份）

芝麻油 1/2 茶匙（2 份）

核桃油 1 汤勺
　　　　　　（18 份）
亚麻籽油 1 汤勺

注：酸奶和牛奶 125ml 中同时含有 1 份碳水化合物。

注：150g 全麦面粉大约可做 10 份司康，因此早餐取 1 块时含有 4 份碳水化合物。

注：将核桃油和亚麻籽油均分到 10 份司康中，早餐取 1 份为 1.8 份 ≈ 2 份。

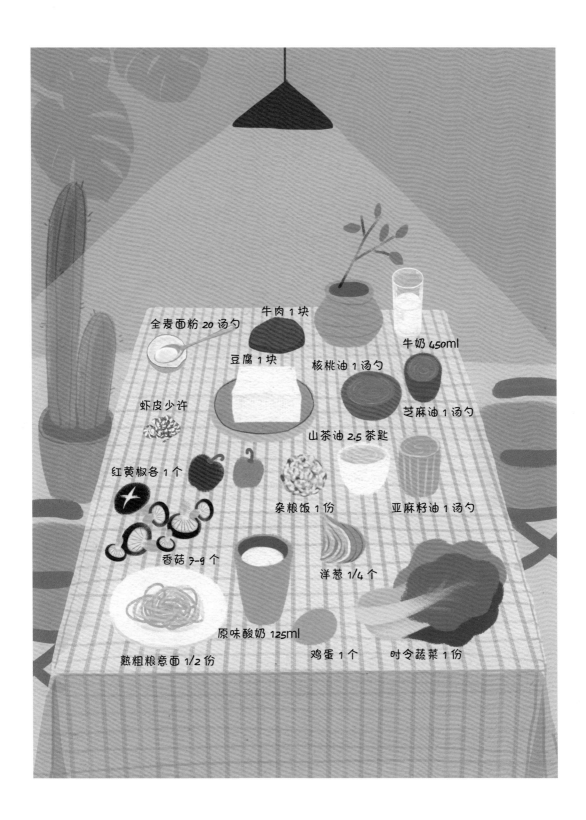

全麦面粉 20 汤勺

牛肉 1 块

豆腐 1 块

核桃油 1 汤勺

牛奶 450ml

虾皮少许

山茶油 2.5 茶匙

芝麻油 1 汤勺

红黄椒各 1 个

杂粮饭 1 份

亚麻籽油 1 汤勺

香菇 7-9 个

洋葱 1/4 个

原味酸奶 125ml

熟粗粮意面 1/2 份

鸡蛋 1 个

时令蔬菜 1 份

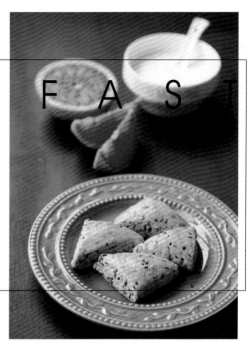

BREAKFAST
早餐

全麦亚麻籽司康 原味酸奶 时令水果 1 个	全麦面粉 20 汤勺 + 核桃油 1 汤勺 + 亚麻籽油 1 汤勺 + 牛奶 3 汤勺（450ml）+ 鸡蛋 1 个

全麦亚麻籽司康

材料

主料：全麦面粉 20 汤勺、核桃油 1 汤勺、亚麻籽油 1 汤勺、泡打粉半茶匙、牛奶 3 汤勺（30ml）、鸡蛋 1 个、盐 1/4 茶匙。

表面装饰：全蛋液适量。

烘焙：烤箱中层，上下火 200℃，15 分钟左右。

做法

1. 将全麦面粉、泡打粉和盐混合过筛，加入核桃油混合，用手搓至油与粉完全混合，然后加入全蛋液和牛奶。

2. 揉成面团，加入亚麻籽，轻揉使亚麻籽均匀分布在面团里。

3. 用擀面杖把面团擀成 1.5cm 厚的长方形面片，再切成小三角形。

4. 烤盘铺油纸，将切好的小三角形排在烤盘上，表面刷一层全蛋液。

5. 放入预热好的烤箱，烤 15 分钟左右，至表面金黄。

心得分享 早餐的司康制作份量是 10 份，但记得早餐只吃一块即可。

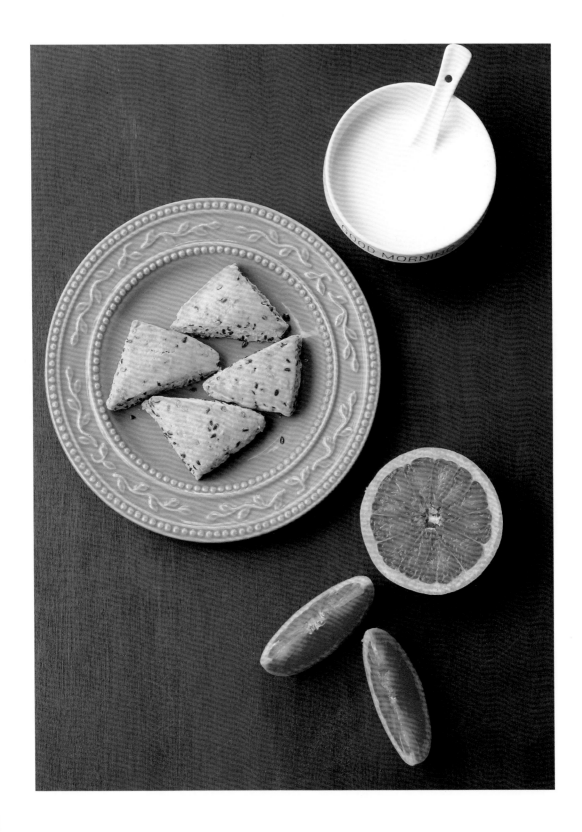

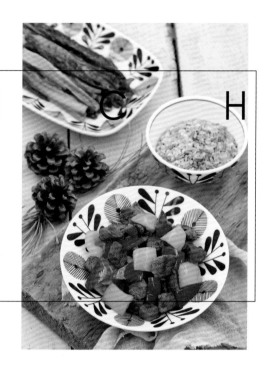

L U N C H

午餐

甜椒牛肉粒 〔 牛肉1份 + 红彩椒1/2 个 + 黄彩椒1/2 个 + 山茶油 1茶匙

素炒油麦菜 〔 油麦菜1棵 + 山茶油1茶匙

杂粮饭 〔 拳头大小1份

甜椒牛肉粒

材料

主料：牛肉1份、红彩椒1/2 个、黄彩椒 1/2 个。

配料：山茶油1茶匙、蒜1瓣、姜1块。

调料：盐1/2 茶匙、生抽2茶匙。

准备：牛肉切丁，彩椒切块，姜、蒜切片。

做法

1. 牛肉丁洗净，用沸水焯烫后沥干水分。

2. 锅中加入山茶油，放入姜片、蒜片 爆香。

3. 放入牛肉丁，翻炒3分钟左右，加入 盐和生抽。

4. 最后加入彩椒块，继续翻炒2分钟 左右。

心得 分享
1. 牛肉提前焯烫，可以去除血水。
2. 牛肉不要炒太久，否则会使肉质变老。

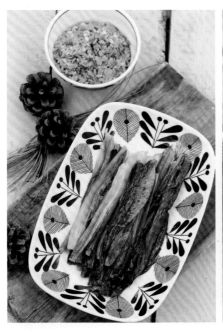
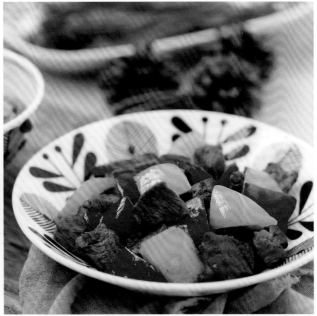

素炒油麦菜

材料

主料：油麦菜1棵。

配料：山茶油1茶匙。

调料：盐1/2茶匙。

准备：油麦菜洗净，切段。

做法

1. 锅中加入山茶油，烧热后放入油麦菜段。

2. 翻炒1分钟后加入盐，再继续翻炒1分钟左右。

D I N E R

晚餐

彩椒豆腐酿香菇⌉香菇 7 朵 + 豆腐 1 块
⌋+ 彩椒 1/4 个 + 芝麻
油 1/2 茶匙

葱油杂粮面⌉杂粮面 1 份 + 虾皮 1 小
⌋把 + 山茶油 1/2 茶匙

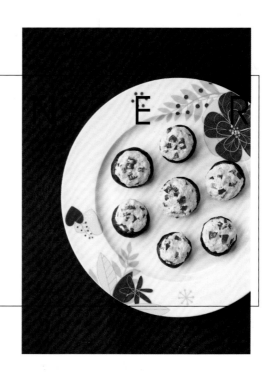

彩椒豆腐酿香菇

材料

主料：香菇 7 朵、豆腐 1 块。

配料：彩椒少许。

调料：盐 1/2 茶匙、黑胡椒粉 1/4 茶匙、芝
麻油 1/2 茶匙。

准备：香菇去蒂、洗净，彩椒切碎。

做法

1. 将豆腐碾成泥，放入彩椒碎，再放
   入盐、黑胡椒粉和芝麻油，充分拌匀。

2. 将拌匀的豆腐泥填入香菇中，再放
   入盘中。

3. 蒸锅加水烧开，放入装有香菇的盘
   子，大火蒸 8 分钟。

 心得分享　如果喜欢吃辣，拌豆腐的时候可以加少许辣酱，这样很提味。

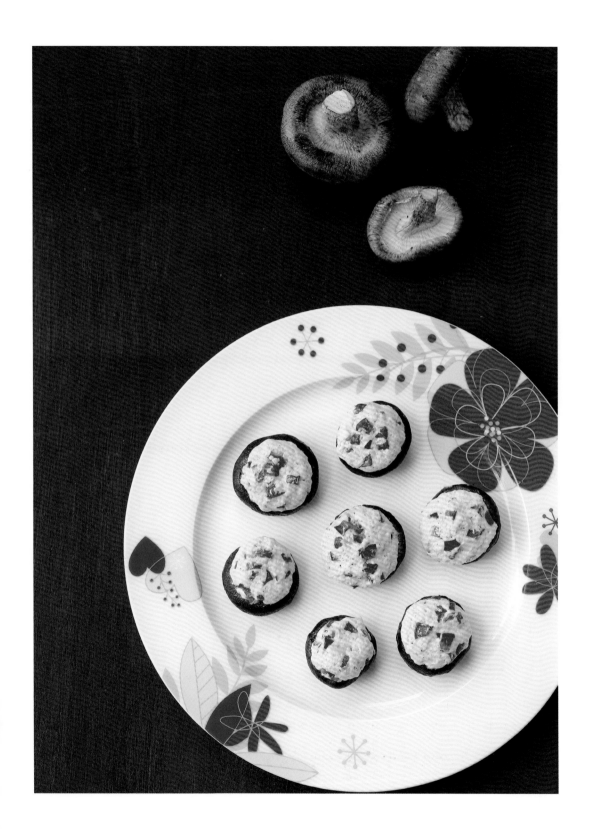

SECTION4
第四节 心灵分享
创造好氛围，和"美好"在一起

　　每到春暖花开的季节都会听到"三月四月五月不减肥，六月徒悲伤"的话，很多女生为了夏季穿衣好看，便会在这个季节开始健身，但是往往坚持不了一个月就放弃或者半途而废，造成了年年减却减不下去的状态。

　　我在去澳大利亚的时候，便有了去耳闻已久的瑜伽灵修中心的想法。于是，自己想办法从悉尼过去，一路换地铁转大巴，人烟越来越少，离城市也越来越远，等到坐上学院的小巴时，我已经从日出走到了日落。

　　初来乍到，四月的澳大利亚是秋天，是山上颜色最丰富的时节，浅黄、深绿、红色，各种不知名的花次第盛开，算不上极致，却风趣盎然。自从吃素之后，对饮食也没有太多欲望，在这里能吃到能量满满的素食，从心底里充满了感激。早中餐、早茶、下午茶和晚餐都准时开餐，但都要求闭语。一个人身在异乡，内心不免好奇，可是语言关还没过，自然闭语也变得没那么难熬。

　　看着身边每一个人认真品尝食物，突然觉得眼前的食物成为了幸运儿，每个人都安静地把拿到的每一样食物一点不剩地品进肚子里。然后将餐具洗刷好，擦干净，整整齐齐摆放起来。饭后便进入生活冥想。所有的人围成一个圈，老师告诉我们接下来的任务是做家务时，我并没有那么高兴，而老师的另外一个提示却让接下来的这两个小时有了完全不一样的体验。她要求我们每次做的时候都用心关注事情本身，与接触到的物品做朋友，把心只放在手头的事上，去做到自己觉

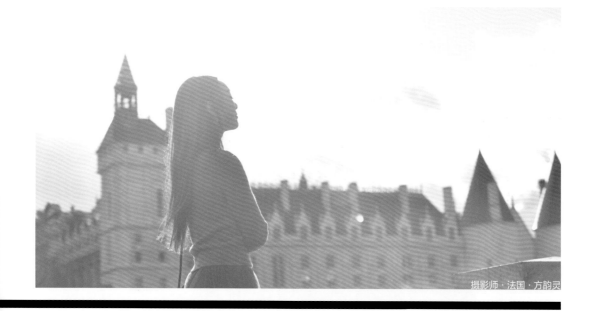

得最好的状态，让自己满意。神奇的是，当我们怀着这样的心情做家务的时候，手头上的清洁工具和厨具变成了我们和外界物体沟通的帮手，眼里每一个细节都逃不过眼睛，而脑子里想着怎么才能做得更好。心里满满的都是情感，觉得眼前的一切都是要用心呵护的。当结束一个阶段时，还会不时看看整体是不是自己满意的。

如果用心去做，即使是一件最普通的事情，也会变得意义非凡。让我们与众不同的是态度，而不是事情本身！

在之后的三天里，我将随身携带的一本书用飞快的速度看完。这本书很久之前就买了，但却一直没有时间和心情阅读，但就在澳大利亚的这座山上，用了很短的时间看完，而且感悟和灵感不断地涌现。我就坐在那棵枫树底下，捧着书，在黄昏的傍晚，在穿过枫叶的微风里，静静地与书里的智者对话，那么清晰、那么安静。也许，之前外在世界有太多干扰和诱惑，导致没有一个安静的空间让自己认真阅读、认真思考。而此刻，我摆脱了一切，只专注于自己的世界中，完成了一场心灵的旅行。

专注可以帮助我们激发自己更大的潜能。

不管多忙，留出哪怕半小时独处吧，它是你和内心的对话，和灵魂的对话，比起和外界纷繁芜杂的碎片信息来说更为重要。当我们清楚地知道自己是谁，要去向何处时，也就能成为更好的自己。

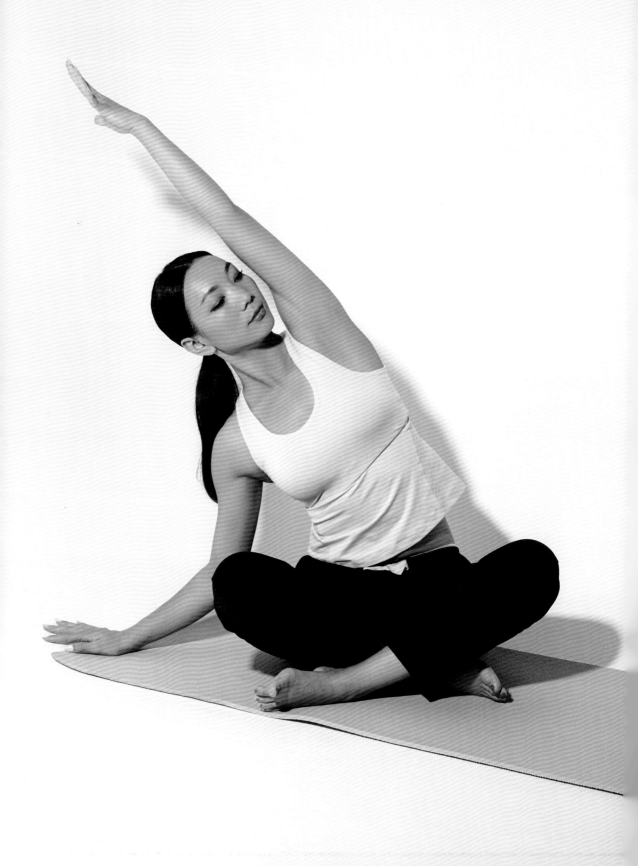

PART7

第七章
充满希望的周日
期待日

周日是和家人、朋友相聚的时光，也是
自己独处休整的时间，往往在周日的时
候会觉得如果能一直停留在这一天就好
了，但如果一直都处于这种休息的日子，
也许我们就没有了期待，也没有了新鲜
感，甚至会不知不觉地去忽视它。就像
空气和水，当我们一直拥有时，就会忘
记它们其实是我们赖以生存的最重要的
物质。有时候珍贵就是因为只有此刻拥
有，才被人察觉，被人期待，被人珍惜。

Sunday

SECTION1
第一节 运动主题
每日瑜伽

我和瑜伽是在很久以前就结缘了，可是那时候的我，只是尝试着去开始，并没有被它所吸引，但后来却越来越着迷。我觉得瑜伽是十多年前种下的种子，特别珍贵，慢慢地在时间里冲开了沙砾，见到了真实存在的样子。

瑜伽，通俗点解释就是在垫子上舒服地坐着的姿势，这种舒适包括身体的舒适，也包括心灵的舒适，即应该头脑清晰纯净。这样的状态听起来很玄妙，但在真正的练习过程中，却无时无刻都会散发出来。我在十几年的教练过程中，一直教授"伸展平衡"，其中包括瑜伽的部分，每次开课前，都尽可能独处一些时间，停下忙碌的事情，设计整堂课程，最重要的是思考如何将自己的感悟转化为大家能接受的方式去分享。每每这样做时，课程中都能从容不迫，有条不紊地进行。结束的时候，看到大家的微笑，自己的内心也很满足。而这个过程正是在瑜伽练习中，甚至在每天的生活和工作中，不断训练做到的。当你能够停下来，专注在当前的事情上时，心是清澈的，头脑是清晰的，如此一来，行为会更加准确，而安静的深呼吸就是拥有这些美妙感觉的通道。**深呼吸能启动副交感神经，卸除"战或逃"的交感神经的兴奋机制，让人彻底放松下来。**人在放松的状态时，往往会谈笑风生，轻舞飞扬，轻松地面对一切人和事，这些不正是在快节奏中忙碌的我们所期待的吗？

瑜伽有很多层面的解释，在运动中它也能幻化成不一样的样子，给人不一样的治愈效果。

而且无时无刻，随时随地，都可以席地而坐，开始做瑜伽，而且收获的不仅仅是它对身体的滋养，也包括心灵的纯净、思维的清晰。不管你今天有没有做其他的练习，都可以立刻开始练习一遍瑜伽。

在瑜伽几千年甚至更久的历史中，体式作为瑜伽非常重要的一部分，帮助我们获得更健康的身体，而拜日式（又叫太阳致敬式）是瑜伽经典的串联体式，能练到全身大部分肌群，在连接中能快速唤醒身体，暖身效果好，同时在没有太多时间练习全套体式时，通过拜日式便能获得瑜伽体式的精髓，让我们一起向太阳致敬，感谢太阳带给土地的生机和身心的温暖。

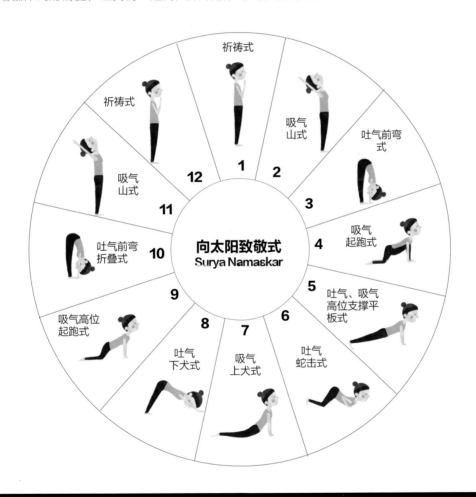

Tips
拜日式可以单独结合前面的调息和后面的放松进行，也可以把拜日式作为主体练习的暖身。

盘坐调息（Sukhasana）

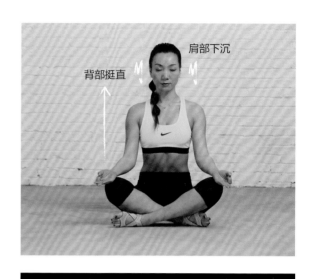

肩部下沉

背部挺直

双腿盘坐，臀部坐平稳，背部挺直，双手舒服地放在膝盖上，闭上眼睛，头脑放空。吸气4秒，并让气息在身体内停留2秒，呼气6秒，让气息慢慢排出体外。如果气息没有这么长，也可以按照自己的节奏来做，随着练习时间推移，加长加深呼吸。

最好尝试从7个呼吸的节奏开始练习，从1数到7，中间若没有被其他思绪打乱，便可以开始进入体式练习。如果被打断了，再从1开始，直至完成，这个办法可以帮助我们更好地进入状态。如果能够越来越集中注意力，也可以以7的倍数递增呼吸的数量，这不但能帮助调整呼吸，也是帮助我们进入冥想的好方法。

Tips

当我们开始练习瑜伽都会从调息进入，通过调息让身体放松，精神集中，心意专注，调息时的深呼吸让整个身体更舒适地坐在垫子上，启动"身－心－灵"合一的瑜伽之旅。这时，呼吸非常重要，更胜营养素，可以滋养身体，一刻也不能缺少，不管通过什么样的方法锻炼身体，目标都是改善呼吸，让呼吸更深长和缓慢，让身体能够更久地保持在一个更好的状态中。

第一阶段 初级动作

束角式（Baddhakonasana）

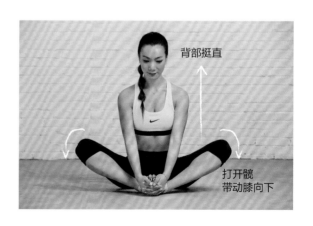

背部挺直

打开髋
带动膝向下

臀部坐稳，脚掌相对，双腿就像蝴蝶翅膀一样振动。吸气时，背部挺直，吐气时，双手抓住脚掌，挺直后背，身体向前倾，双腿像翅膀一样打开向下。保持3~5个呼吸，还原，重复2~3组。

起跑式（Ashwasanch Lanasana）

做准备动作时，可从婴儿式迈腿向前，前侧腿的膝盖与脚踝垂直，大腿内收，骨盆摆正并正对前方，腹部收紧，前脚脚掌踩地，推起整个身体重量往上，尾骨回收推向前脚脚后跟方向。当感觉后侧腿的大腿向前伸展，腰部和后腿膝盖没有压力感时，这个动作就准备好了。吸气时，双手高举过头顶，呼气时，胸口上提，加强收腹，眼睛看着手指方向，停留2~3个呼吸，然后换侧练习。根据个人情况，量力而为，舒适即可。

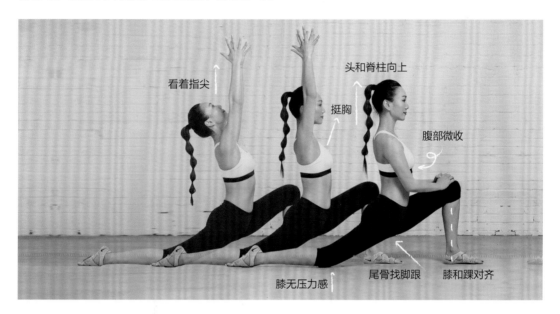

看着指尖　头和脊柱向上　挺胸　腹部微收
膝无压力感　尾骨找脚跟　膝和踝对齐

侧角式（Parsvkonasana）

双腿坚实有力地踩住地面，中间空出4个脚掌的距离，左脚朝前，右脚脚尖微内扣，左脚脚跟和右脚足弓形成一条直线，身体侧倾，左侧手掌或手指压地，左腿与地面平行。吸气时，头和脊柱延伸，呼气时，加强收腹，胸腔打开，右手手臂伸向天空方向，背往后靠，臀往前推，停留3~5个呼吸，然后换侧练习。

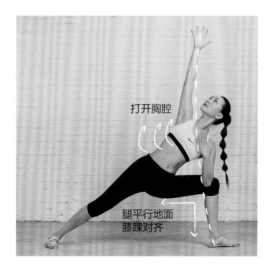

打开胸腔
腿平行地面
膝踝对齐

低位眼镜蛇到婴儿式（Balasana and Bhu Jangasana）

俯卧，双手在身体两侧肩膀的下方，吸气时，胸腔打开，肩和手掌下压，头和脊柱向上延伸，整个过程中背部发力，肩胛骨收紧，腹部回收，直至手臂成90°角，想象脊柱延着头顶一直向上找天空，而肩和手掌一直向下找地板，身体形成像"蛇"一样的姿势，停留3~5个呼吸，再次吸气时稳定。呼气时，手推地面，臀部后推找脚跟，头和肩放松下沉，回到婴儿式，停留

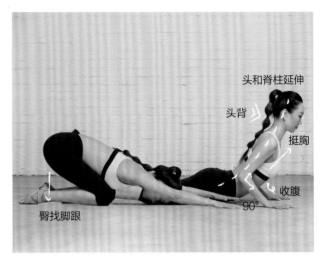

头和脊柱延伸

头背

挺胸

收腹

90°

臀找脚跟

2~3个呼吸，重复2~3组。这个动作可以强韧我们的脊柱。

第二阶段 中级动作

坐角式（Uavisthakonasana）

在保证背部始终挺拔的情况下，腿部尽量伸直打开。吸气时，身体坐稳，呼气时，肚脐靠向地面，眼睛看着手的方向，脚跟向远方推出，同时确保脚尖和膝盖朝向天空方向。

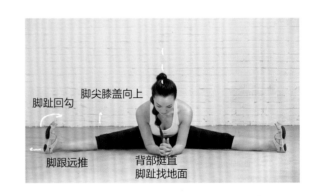

脚尖膝盖向上

脚趾回勾

脚跟远推

背部挺直
脚趾找地面

蜥蜴式（Utthanpristhasana）

在起跑式准备动作的基础上，左腿的膝盖和脚尖朝侧边打开约15°，微屈肘，让身体慢慢降低，尝试将肘关节放在垫子上。挺胸，脊柱向远方延伸，双手打开，就好像翻开的书本一样，眼睛看着手掌。当能够很好地停留3~5个呼吸，没有不适感时，试着勾后脚，向上提起膝盖，脚跟后推，加强腿部伸展，停留3~5个呼吸。

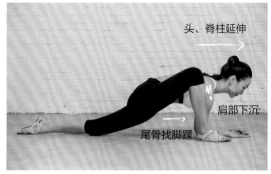

头、脊柱延伸

肩部下沉

尾骨找脚踝

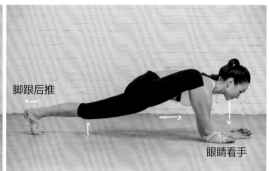

脚跟后推

眼睛看手

1 | 2

三角式（Uthhittatrikonasana）

双腿坚实有力地踩住地面，中间空出 4 个脚掌的距离，左脚打开朝侧面，右脚脚尖微内扣，左脚脚跟和右脚足弓形成一条直线，双腿伸直，身体侧倾，左侧手掌或手指轻触脚面或小腿。吸气时，头和脊柱延伸。呼气时，加强收腹，胸腔打开，右手手臂伸向天空方向，背往后靠，臀往前推，身体、双腿和地面形成一个三角，左手、左腿和身体形成一个三角，稳定而延伸，停留 3~5 个呼吸，然后换侧练习。

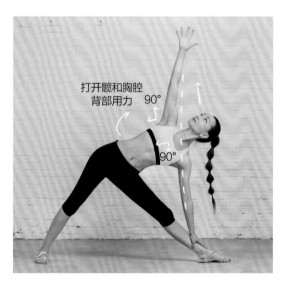

打开髋和胸腔
背部用力　90°

90°

高位眼镜蛇到下犬式（Adhomukhasvanasana and Ulrdh Vamakhashvanasana）

吸气时，手掌加强下压，头和脊柱加强伸展向上，吐气时，臀部后推，双手推地，至臀、肩、手成一条直线时，脚跟下压。

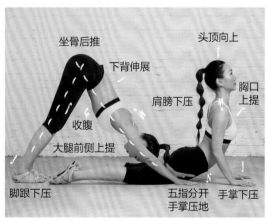

坐骨后推

下背伸展

头顶向上

肩膀下压

胸口上提

收腹

大腿前侧上提

脚跟下压

五指分开手掌压地

手掌下压

第三阶段 高级动作

双角式
（Prasaritapadottanasana）

　　双脚踩实地面，中间保持 4 个脚掌的距离，脚尖微内扣，双手抓住脚踝。吸气时，拉直手臂、腿、脊柱，挺胸向远方，吐气时，肩膀贴紧背部，肩胛收紧，背部和手臂帮助身体折叠。注意，重心微前移到脚掌中心，腿部前侧肌肉向上推，坐骨推向天空方向，想象打开膝盖窝后侧皮肤，保持臀部在水平位置，停顿 3~5 个呼吸。

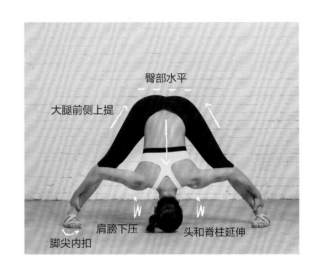

臀部水平
大腿前侧上提
肩膀下压
脚尖内扣
头和脊柱延伸

高位起跑新月式
（Virabhadrasana）

　　双脚站立与髋部同宽，一侧腿向后撤步，确保双腿中间的宽度没有改变，慢慢降低重心，直至前腿膝盖垂直于脚跟，大腿平行地面，保持小腹收紧，身体直立，手臂高举过头顶，慢慢伸直后侧腿，膝盖上提，脚跟后推。

　　整个过程中，脚和腿的根基要稳定，向四个方向扩张腿部力量。前侧胫骨向前推，大腿向下沉至与地面平行，后侧脚跟向后推，大腿向上提，尽可能打开后腿膝盖窝。

　　想象有人从后侧推骶骨向前，坐骨仍朝向地面。

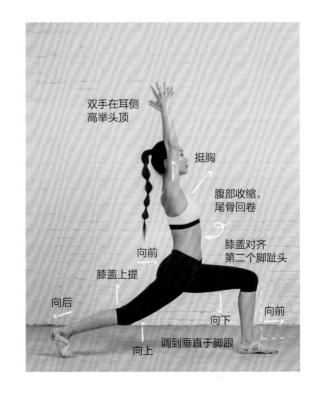

双手在耳侧高举头顶
挺胸
腹部收缩，尾骨回卷
膝盖对齐第二个脚趾头
向前
膝盖上提
向后
向下
向前
向上
调到垂直于脚跟

半月式（Ardhachandrasana）

左手手掌接触地面，比右脚掌略靠后一点，力量向上，手指轻触即可。吸气时，平衡稳定。呼气时，髋部和肋骨一起向外向后打开，让脚跟、臀部、头顶在侧面成一条直线，眼睛看着左侧手掌，或慢慢转移视线看着右侧手掌。

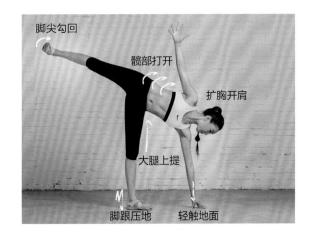

脚尖勾回
髋部打开
扩胸开肩
大腿上提
脚跟压地　轻触地面

从三腿狗式到上犬式

（Ekagadaad Homukhasvanasana and Urthvamukha Svanasana）

吸气时，手掌压地，肩膀下沉，头和脊柱向上推起，直至上半身离开地面，保持脚面压地。呼气时，臀部后推，手掌压地，右腿升向天空方向，左脚的脚掌下压，臀部和肩膀摆正。

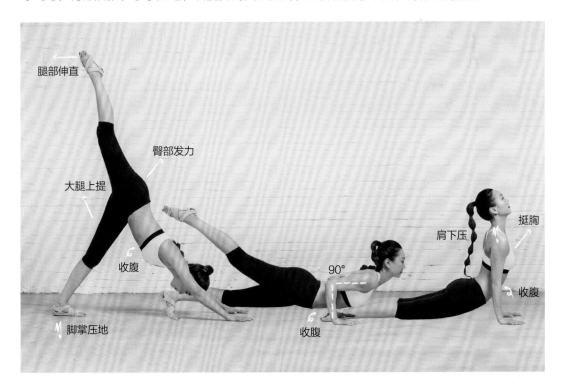

腿部伸直
臀部发力
大腿上提
收腹
脚掌压地
90°
收腹
肩下压
挺胸
收腹

第四阶段 放松体式

坐姿扭转式（Seated Twist）

坐姿，吸气时，一侧腿弯曲收回，对侧手掌扶膝盖，吐气时，肋骨收紧，加强收腹，膝盖找向对侧地面，保持肩膀贴紧地面，尽可能向下，停留 3~5 个呼吸，然后换侧练习。

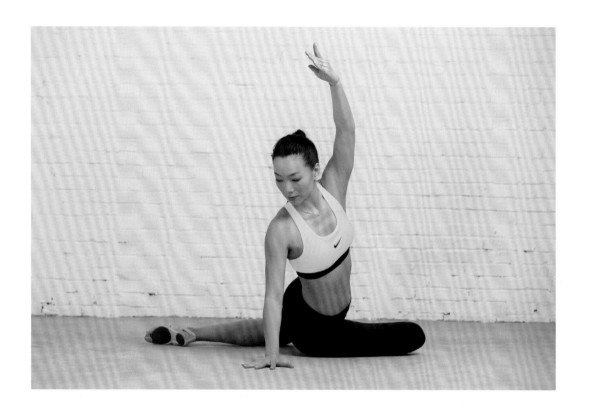

摊尸式（Savasana）

仰卧，身体摆正，双腿自然分开，脚尖放松往外，双手放在身体两侧，空出腋窝，掌心朝上。闭上双眼，回到最开始的呼吸节奏。吸气，让气息在身体内停留 2 秒，呼气 4 秒，将气息慢慢排出体外。如果气息没有这么长，可以按照自己的节奏做。

每日练习瑜伽前，可以从调息开始准备，然后从第一阶段的初级动作做起，待完成后，用放松体式做 7 次练习调整一下，适当休息后，可以练习中级动作。若时间允许，可以把初级动作和中级动作连在一起练习，直到完成高级体式。这些动作简单易学，从各个方面能够锻炼整个身体，推荐大家每天锻炼一下，调整自己的状态。

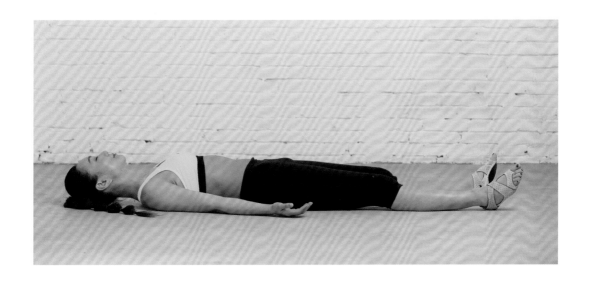

每日瑜伽使用手册：瑜伽姿势有成千上万种，这里从中挑选了几个能够帮助现代人群从初级逐渐进阶到高级的动作。

调息

太阳致敬式

主体练习原则	额状面		矢状面	东面、西面伸展（全身整合）
初级	束角式	侧角式	起跑式	低位眼镜蛇到婴儿式
中级	坐角式	三角式	蜥蜴式	高位眼镜蛇到下犬式
高级	双角式	半月式	高位起跑新月式	从三腿狗式到上犬式

放松：坐姿扭转式（水平面旋转）

冥想（摊尸式）

原理：针对现在久坐办公室的人群，设计了一些在家和办公室就可以做的简单易行的动作。主要针对的问题是，久坐后的下肢僵紧、沉重、血液循环不畅以及容易出现的紧张焦虑情绪。这些动作可以帮助人们缓解压力，改善下肢血液循环不畅，尤其对于女性来说更好，对经期和子宫都有很好的调理作用。

SECTION2
第二节 营养密码
素食也可以很健康

很多人开始吃素，初衷是"素食"能让人变瘦，如果你也这样想，就需要更好地了解素食了。"素食"（Vegetarian）一词诞生于 1842 年，它由拉丁文"Vegetus"演化而来，原意为"原生、健康、新鲜、活力"。随着环境问题越来越严重以及保护动物主义的普及等原因，全世界加入素食队伍的人越来越多。

素食者可以分为多种：吃鸡蛋、喝牛奶但是不吃所有肉类的人，被称为蛋奶素食者；吃鸡蛋但不喝牛奶和所有肉类的人，被称为蛋素食者；喝牛奶但是不吃鸡蛋和所有肉类的人，被称为奶素食者；吃海鲜、鱼类，不吃禽畜类动物的饮食，被称为鱼素食者；不吃任何动物类食物，包括蛋奶及乳制品的人，被称为严格素食者，也被称为"维根者"。维根（Vegan）可以理解为一种生活方式，倡导的是摒弃一切动物性制品，包括肉类、鱼类、禽蛋、动物奶、蜂蜜和其他衍生品。

另外，现在新兴起一种健康的生活方式，即地中海式饮食，主要是不饱和脂肪含量高，而饱和脂肪、反式脂肪、胆固醇含量低，采用这种饮食结构的人患心血管疾病的概率低，而且寿命较长，因此被大家推崇。

很多人会好奇地问，吃素会不会变瘦？可能有的女孩认为吃素会变瘦，便开始刻意吃素，但也许结果并非想象的那样。

吃素有很多健康优势，可以降低患心血管疾病、高血压、Ⅱ型糖尿病、前列腺癌和结肠癌的

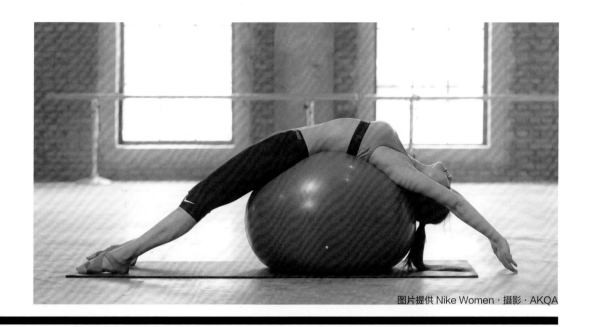

概率，而且肥胖率相对于杂食的人来说要低一些，但应该理性看待。在体重和基础代谢率不变的情况下，每天摄入的热量是恒定不变的，供能的三大物质碳水化合物、蛋白质、脂肪提供人体一天所需的热量，吃素者会摄入较少的脂肪和蛋白质。但若不加控制地吃到更多高热量的甜品、饮料、主食、糕点等碳水化合物，总量还是会和之前一样，甚至更多。这样还会变瘦吗？答案当然是否定的。这也是想通过素食减肥，却越减越肥的原因，也是打破"吃肉"会长胖这种说法的有力证据。身材胖瘦的关键，不在于是不是吃素，而是食物摄入的总量。打造一个健康有活力的好身体，更注重的是食物的搭配，对全食物者是如此，对素食者的要求就更多了。越来越多的证据表明，只要合理搭配，素食者也可以摄入足够多的营养，但若饮食结构安排不合理，就可能会导致蛋白质、铁、维生素 B_{12}、维生素 D、钙的不足。所以在决定吃素之前，一定要做好心理准备，可能会比全食物者更难找到合适的食材，也必须了解素食的饮食结构容易出现的问题。只有了解它、规避它，才能素得健康，否则就是只有一颗素心，却会因为由素食引发各种身体问题而放弃。

对于爱运动的素食者来说，重要的是摄入足够的优质蛋白质。蛋白质"protein"一词来源于希腊单词"protos"，意思是"首要的、第一位的"。人体一天到底需要多少蛋白质呢？

对于体重 50kg 并且有一定的运动量的女性来说，每天应该摄入的蛋白质总量是 60~65g 为宜。鸡蛋一直被视为蛋白质质量的"黄金标准"，一个中等大小的鸡蛋可以提供约 5.5g 蛋白

出处：参考资料《素食圣经》。

质，对于一个每天需要 60g 蛋白质的人，在没有其他任何蛋白质提供的情况下，吃 11 个鸡蛋才能满足人体内蛋白质所需和必需氨基酸。一杯（244g）脂肪含量为 2% 的牛奶能提供 8.1g 蛋白质，即需要 60g 蛋白质的人要喝 7 到 8 杯牛奶才可以满足人体所需的蛋白质。对于纯素食者来说，一般只通过豆腐来补充蛋白质，248g 的老豆腐可以提供 40g 蛋白质，在没有其他任何蛋白质提供的情况下，只吃豆腐提供蛋白质，需要 372g 豆腐才可以满足人体（大约就是中等手掌大小 2cm 厚的豆腐两块半）。我是奶素食者，一般会搭配牛奶和豆腐来饮食，这样一天内蛋白质的需求量很容易就达到了。同时在植物蛋白质中，还有其他不完全蛋白。含不完全蛋白丰富的蔬菜有菌菇类、西蓝花等，可以通过互补性植物蛋白质搭配，帮助人体满足所需蛋白质的量。可根据下图进行饮食搭配。

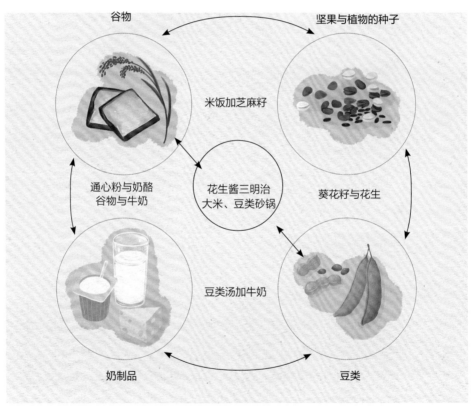

蛋白质互补图

Tips

互补性食物不一定在同一餐摄入，但尽可能地在靠近的时间摄入，互补性更好，这也是要尽量丰富食物均衡搭配的很重要的体现。

对于素食者脂肪摄入的建议，几乎和全食物者的建议差不多，就是减少饱和脂肪酸和胆固醇的摄入，尽量避免反式脂肪，多食用非饱和脂肪酸，而富含单不饱和脂肪酸（如坚果、牛油果、橄榄）以及富含 ω-3 脂肪酸的食物（亚麻籽、核桃、大豆制品）尤为推荐。

而对于碳水化合物，同样和全食物者一样，应避免选用高热量、低营养的深加工碳水食物，比如植物性的食物在精炼加工后产生的淀粉和糖就不太适合，常见的是由白面粉、白砂糖再加工而成的各种食物。这些食物在加工过程中，基本流失了原有的维生素、矿物质和植物活性物质。如果按照正确的膳食指导，应该摄入杂粮、粗粮等全谷物食物，再补充大量新鲜的蔬菜和水果，这样就能提供足够的营养物质。维根者还必须额外补充维生素 B_{12}。维生素 B_{12} 又叫钴胺素，自然界的维生素 B_{12} 是微生物合成的，高等动植物不能制造，植物性食物中基本不含有。它的主要生理功能是参与制造骨髓红细胞，防止恶性贫血，防止大脑神经受到破坏。如果摄入量不足，容易导致抑郁、易怒、注意力不集中、长期疲劳等症状。虽然有些论据说明海藻、紫草、各种深绿色食物、蘑菇、发酵豆类中含有维生素 B_{12}，但都不能作为稳定的来源而依赖。如果是维根饮食者，在找不到维生素 B_{12} 的强化食物时，需要有规律地补充维生素片。

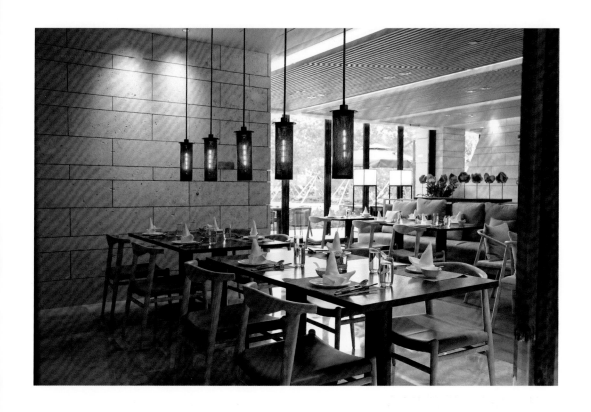

SECTION3

第三节
一日三餐营养搭配

蛋白质（9 份）

芝士 1 片（1 份）

硬豆腐 2/3 全手掌大小
2cm 厚（3 份）

嫩豆腐手掌心大小 2.5cm
厚（2 份）

卤豆皮 2 片（1 份）

浓豆浆 250ml（2 份）

碳水化合物（11 份）

秋葵 6~8 个（1 份）

杂菌菇 3 把（1 份）

海苔少许
圣女果 3 个
泡菜　　　　（1 份）
红枣
银耳

杂粮拳头大 1 份 1/2（2 份）

山药 2/3 手掌中等大小 1 节
（2 份）

全麦面包 2 片（2 份）

优质脂肪（12 份）

亚麻籽油 2 茶匙（6 份）

山茶油 1 茶匙（3 份）

黑芝麻、白芝麻共 3 茶匙（3 份）

注：浓豆浆 250ml 中同时含有 2 份碳水化合物。

Tips

豆腐的量在平时日常中也不要摄入太多，最好用全豆类和全谷类的混合食物来补充蛋白质。

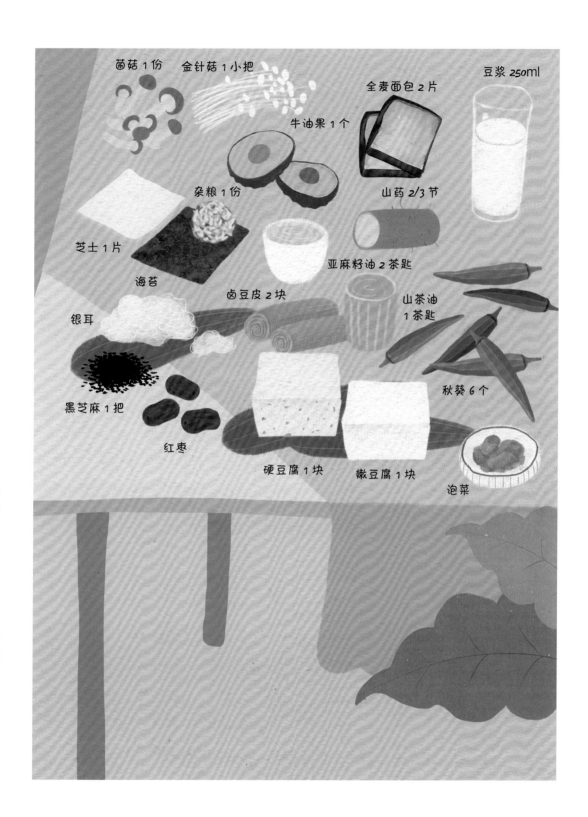

菌菇1份　　金针菇1小把

全麦面包2片

豆浆250ml

牛油果1个

杂粮1份

山药2/3节

芝士1片

海苔

亚麻籽油2茶匙

卤豆皮2块

山茶油
1茶匙

银耳

秋葵6个

黑芝麻1把

红枣

硬豆腐1块　　嫩豆腐1块

泡菜

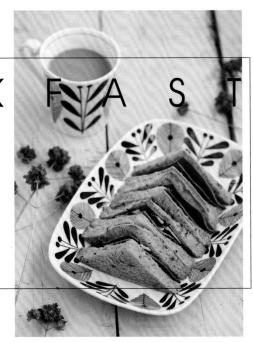

BREAKFAST

早餐

全麦三明治 ⎰ 全麦面包2片 + 奶酪1片 + 卤豆皮2片 + 海苔片2片+少许油脂

黑芝麻豆浆 ⎰ 黄豆1把 + 黑芝麻1茶匙

全麦三明治

材料

主料：全麦面包2片。

配料：奶酪1片、卤豆皮2片、海苔2片。

做法

1. 取经烤后的全麦面包2片，依次铺上卤豆皮、海苔片、奶酪片。

2. 奶酪片上再继续铺一层海苔片和卤豆皮。

3. 上面盖上另一片烤面包，沿对角线切开。

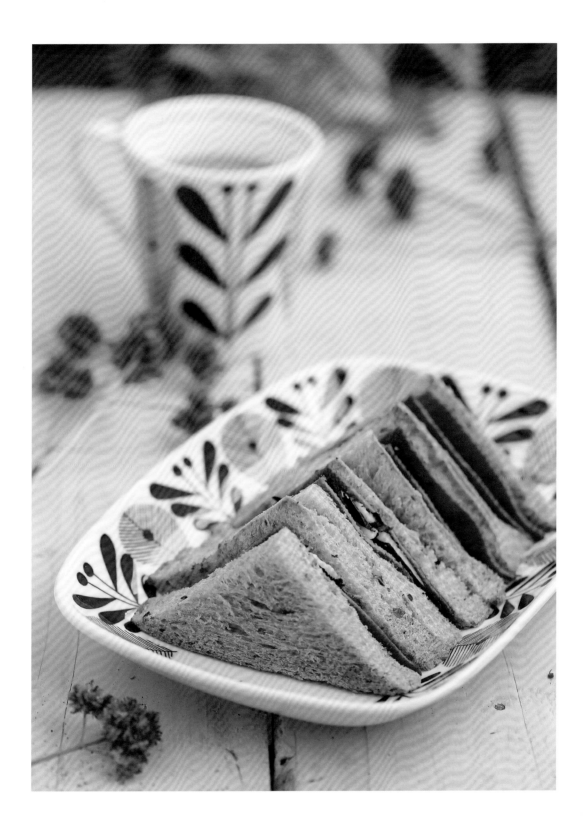

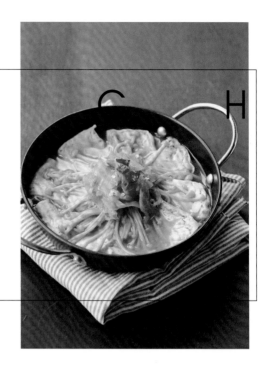

L U N C H

午餐

泡菜金针豆腐锅 ⎱ 硬豆腐1块 + 泡菜 30g + 金针菇1把 + 山茶油 1茶匙

红枣银耳汤 ⎱ 红枣、银耳一碗 + 杂粮 1/2 份

菌菇泡菜焖豆腐

材料

主料：硬豆腐1块。

配料：泡菜 30g、金针菇1把、蒜3瓣、葱 1截、山茶油1茶匙。

调料：生抽1汤勺。

准备：硬豆腐切片，金针菇切去根部，葱和 蒜切片。

做法

1. 锅中加山茶油，烧热后放入葱片和蒜 片爆香。

2. 放入泡菜，稍稍煸炒，加入适量清水 煮沸，放入豆腐片和金针菇，煮5分钟。

3. 加入生抽，搅匀后继续煮5分钟。

心得分享
1. 最好选用嫩豆腐，这样口感会比较好。
2. 泡菜中已经含有一定的盐分，因此应注意生抽的用量。

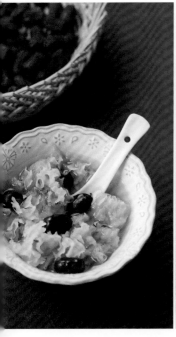
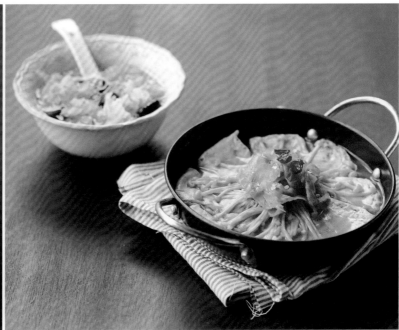

红枣银耳汤

材料

主料：银耳1朵。

配料：红枣15颗。

调料：冰糖少许。

准备：银耳用清水泡发。

做法

1. 泡发的银耳撕成小朵，放入锅中，再加入洗净的小红枣，放入适量清水。

2. 再放入冰糖，大火煮开后转小火煮1小时以上。

心得分享

1. 银耳充分泡发后再使用，以免影响口感。

2. 煲煮的时间最好不要少于1小时，炖得越久越软糯。

D I N N E R

晚餐

菌菇嫩豆花 〔嫩豆腐1份 + 蟹味菇1小把 + 海苔2片 + 亚麻籽油1茶匙

白灼秋葵 〔秋葵1份 + 白芝麻2茶匙 + 亚麻籽油1茶匙

蒸山药 〔山药2/3手掌1节

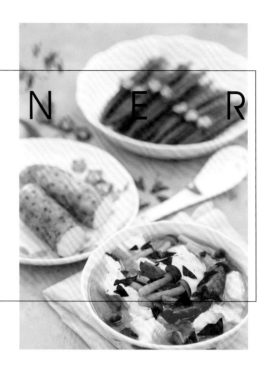

菌菇嫩豆花

材料

主料：嫩豆腐1份。

配料：蟹味菇1小把、圣女果3个、海苔2片、淀粉1茶匙、亚麻籽油1茶匙。

调料：盐1/2茶匙。

准备：圣女果切成4份，蟹味菇洗净、剪去根部，海苔剪碎。

做法

1. 锅中加入亚麻籽油，烧热后放入圣女果，小火炒至出汁，再放入蟹味菇炒匀，加适量清水煮开；

2. 淀粉中加1汤勺清水调匀，倒入锅中，再加入盐搅匀。

3. 将嫩豆腐用勺子舀入碗中。

4. 淋上煮好的菌菇汤，表面撒上海苔碎。

心得分享 1.最好选用嫩豆腐，口感滑嫩。
2.如果不喜欢浓稠的卤汁，可以省略淀粉。

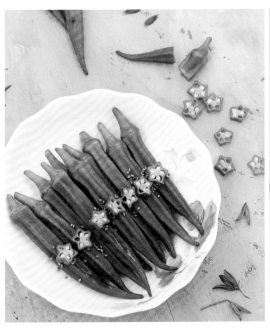
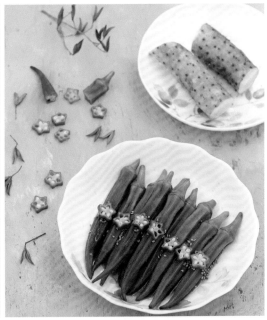

白灼秋葵

材料

主料：秋葵1份。

配料：白芝麻2茶匙、亚麻籽油1茶匙。

调料：盐1/2茶匙、生抽2茶匙。

准备：秋葵洗净。

做法

1. 锅中加入清水，放入橄榄油和盐。

2. 煮开后放入秋葵焯烫，约2分钟后捞出秋葵过凉。

3. 装盘后淋生抽，撒白芝麻装饰。

心得分享 焯烫时放入适量油和盐可以保持秋葵颜色翠绿。

SECTION4
第四节　心灵分享
素食心境

　　思想就像一颗种子，你之后的行动可能就缘起于那早早在思想中种下的种子，待到阳光雨露充足时便会发芽生长。就像关于吃素这件事，其实我并没有任何期待，也没有任何预测，自己会开始吃素。只是在去印度学习瑜伽的时候，看到恒河旁自由自在的牛，躺在地上对人无所畏惧的狗，调皮的拿游人帽子的猴子时，觉得这样的景象有一种人与自然和平相处的其乐融融感。而在瑜伽学院学习的半个月里，没有任何肉制品，身体没有预期的任何不适，反而觉得轻盈舒适很多，也没有想要吃肉的欲望。于是，在那一刻，我作了决定，回到中国就开始吃素，没有任何征兆。

　　去印度两次，因为一直有人全程陪同，所有的行程都规划好了，所以并没有接触到太多国人常提的脏乱差，倒是因为瑜伽而潜心去了解瑜伽在印度的起源和印度人的思维方式。虽然他们的生活方式并不是我推崇的，但有一点，他们拥有着饱满的精神世界，即使苦难和穷苦围绕，他们仍能平静自处，没有畏惧。这是忙碌的我们很难找到的。

　　从吃肉的世界到不吃肉的世界，吃素就像昨天作的一个决定，到现在转眼三年多了，我依然是那个活力健康的健身女教练。其实过程中也有纠结和诱惑，但是当我决定必须做这件事的时候，其实整个人是轻松的。抛开纠结和心里的斗争，每天要想的事情只是怎么做到吃饱、吃好但不吃肉，而不是纠结于要不要吃肉，不吃肉到底好不好。所以当有人和我说："呀，我也想吃素，听说吃素有很多好处，可是我又担心自己做不到。"我会非常坚定地告诉她，你还没有做好准备，

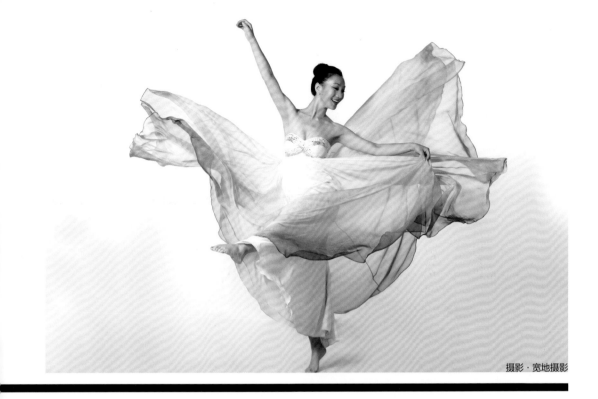

现在不要考虑吃素，不过可以试着一月一天，然后慢慢增加次数，因为当你的心理和精神没有做好准备时，在行动的过程中很容易犹豫反复。而吃是人的本能，是最基础的生理需求，若让自己陷入每天和本能做斗争的境遇中，那对精神是一种很大的负担，索性不如轻轻松松吃，否则用不了几天还是会说，真的做不到，也难免会陷入挫折感中。所以很多人问我是怎么做到的时，我会说：我只是在心里和脑袋里作了一个决定，这是一个思维过程，这种情况下行为反而是最简单的存在了。

其实，作任何决定时都应该是在自然发生的状态下进行的。若在理性分析某件事可行不可行时，自己的内心是没有做好准备的，这时候最好不要下决心，直到某个时刻，没有纠结，没有犹豫，没有精打细算，只是想要做这件事情时，就是时机成熟的时刻。这样就会做好准备接受这件事情，之后所有的精力和注意力会专注在如何把事情做好上，而不是退回原地，放弃选择。

后　　记

梦想是美好的缘分，实现是务实的修行。

我多年来都在关注怎么教授人锻炼，当教练到七、八年时便觉得时机差不多了，很想写本书，总结一下自己的经验，分享给身边需要的人。

五年前，在一次和瑜伽有关的主题活动中，认识了 Nicole，她是微博大 v，她清新淡雅，浅浅一笑便很温暖，打开她的作品，美食、旅游，精致有趣，诚意满满，一下就被这个潜心创作内容的女孩吸引。我在想，要是能成为她那样的美厨娘，把自己喜欢的事和人分享给大家，该多有趣啊。没想到缘分就在两年多前开始，Nicole 邀约我和她一起写一本关于运动和美食的书。

而这时的我也正在和穗筹划关于书的事，但一直在犹豫书的形式。此间，给我精神动力的是潇洒姐。我是个不太会计划，随遇而安的人，而潇洒姐的时间管理和自我管理都非常严格，写书、创业、家庭样样不误。她的书观点清晰，文风直击要害，而且满满的都是正能量，她值得成为女生的意见领袖。大概三年前我弱弱地问潇洒姐，"我出本书好吗？"她非常坚定地说："好啊，书是古代文人毕生的追求，我们得有自己作品"。这句简单的话语，打消了我一些患得患失的想法，坚定地确定，虽然现代社会有各种信息传播的渠道，但纸质书却是不可替代的。

除此之外，写书也源起自己的经历。我在长沙生长，到岳阳上的大学，在广州开始工作，后来到北京发展，一路成长，每每遇到困难，总能在一本好书里找到答案。感谢书籍在最无助的时候，给我力量，而我非常信奉这种力量。

虽然现在我们更多的是利用碎片时间阅读，但知识一定要系统，要耐得下心来读。

提笔忘字，和我一样有作家梦的女生，一定要试，这本书一试就是两年多的时间，期间经历了 Nicole 怀孕生子的阶段，感谢 Nicole 在这个特殊时期完成那么精彩的内容。我常常自嘲，写作这本书的过程比生孩子都难，因为在创作的过程中由于没有经验但又追求高品质而一再修改，动作照片也是一拍再拍，最后遇到摄影艺术家周涛老师，才把图片定稿下来。

在此不得不感谢耐心为书付出的编辑老师小鱼儿，感谢一直支持我写作，无微不至的老公，感谢坚强的工作后盾大白，感谢不辞辛劳修片改片的图片设计师月下猫咪。谢谢张展鹏老师从创意到内容修正给予的专业意见，以及 ULIfe 团队的钱晟、王立非、李慧、谢鹏老师给予的专业意见，谢谢林昱成、碧瑶、李杨给的英文校准，来自印度的康玛（Kumar）给的梵文校准，最后帮我校稿的国际认证 ACE 培训导师吴狄。谢谢书籍装帧周周设计局的子鹏老师、插画师李婷老师，谢谢在法国学习的方韵灵帮我在法国拍的珍贵美图，谢谢周涛老师为整本书拍摄的动作图片和户外的精美瑜伽照片。另外谢谢提供图片的《时尚健康》《时尚》《男装时尚》《海报网》《小斑》的朋友们，谢谢在我的心灵成长故事中给我灵感的编剧朋友谭琛！

感谢 Nike 团队在十几年前开始支持我学习，让我立志成为一个优秀的健身教练。感谢《时尚健康》杂志利用媒体的力量推动健身在中国的普及，让运动和时尚被更多女生喜爱。感谢 Rrian 段和张焱姐姐的倾力推荐。

谢谢扎扎为本书写的推荐序，我相信运动健身不光是身体的改变，同时也是一种新的建立头脑思维的过程，扎扎给予我最好的支持和肯定，她用自己最务实的训练和改变，让我更坚定我们需要更多地通过教授影响更多的女生。

最后谢谢为本书写序的穗，虽然看起来是我教授她怎样运动，但其他方面她却帮助我更多，因为仙姑而让我成为更好的自己，而这本书里的"减法运动"的理念也是从仙姑身上找到的灵感，在此提出来，与每个爱美的女生分享。

整本书是写给女生的书。从做教练开始，我一直教授的是女性客户，对每一个女生的成长都感同身受。女生需要更多的呵护，但这种呵护不是指来自别人，更多的是指来自自己，要关心自己的身体，照顾自己的感受，聆听自己心的声音，不断地从外在获得能量，再不断地从内在分享能量，让一切循环更好，这样我们才会更美好地存在。

2017.9.26

图书在版编目（CIP）数据

轻食·悦体·减法生活 / Jessica, Nicole 著 . -- 北京 : 电子工业出版社 , 2017.11
ISBN 978-7-121-32242-6

I. ①轻… Ⅱ . ① J… ② N…Ⅲ . ①减肥 – 通俗读物 Ⅳ . ① R161-49

中国版本图书馆 CIP 数据核字 (2017) 第 169094 号

策划编辑：于军琴
责任编辑：裴　杰
整体设计：周周设计局
印　　刷：北京盛通印刷股份有限公司
装　　订：北京盛通印刷股份有限公司
出版发行：电子工业出版社
　　　　　北京市海淀区万寿路 173 信箱　　邮编：100036
开　　本：787×1092　1/16　印张：12　　字数：269 千字
版　　次：2017 年 11 月第 1 版
印　　次：2017 年 11 月第 1 次印刷
定　　价：59.80 元

　　凡所购买电子工业出版社图书有缺损问题，请向购买书店调换。若书店售缺，请与本社发行部联系，联系及邮购电话：（010）88254888，88258888。
　　质量投诉请发邮件至 zlts@phei.com.cn，盗版侵权举报请发邮件至 dbqq@phei.com.cn。
　　本书咨询方式：yujunqin@phei.com.cn。